AF385573

LES ATTITUDES DU CORPS

COMME MÉTHODE D'EXAMEN

DE

DIAGNOSTIC ET DE PRONOSTIC

DANS LES MALADIES DU CŒUR

Par le D' Léon AZOULAY

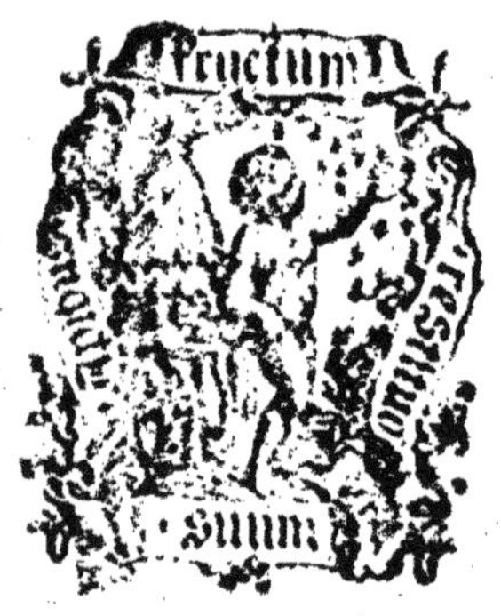

PARIS

SOCIÉTÉ D'ÉDITIONS SCIENTIFIQUES

PLACE DE L'ÉCOLE DE MÉDECINE
4, RUE ANTOINE DUBOIS, 4

1892

LES
ATTITUDES DU CORPS

COMME MÉTHODE D'EXAMEN

DE

DIAGNOSTIC ET DE PRONOSTIC

DANS LES MALADIES DU COEUR

Par le Dr Léon AZOULAY

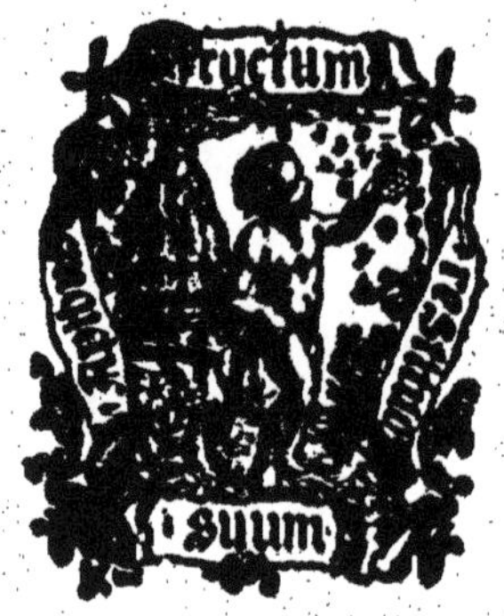

PARIS

SOCIÉTÉ D'ÉDITIONS SCIENTIFIQUES

PLACE DE L'ÉCOLE DE MÉDECINE

4, RUE ANTOINE-DUBOIS, 4

1892

A Monsieur

LE Professeur CHARCOT.

INTRODUCTION

La question de l'influence de l'attitude sur les bruits du cœur est loin d'être neuve en pathologie. Elle a même été très étudiée, et depuis longtemps. Cela ne paraît pas, il est vrai, à voir le peu d'usage que l'on fait en clinique des variations d'attitude pour le diagnostic des lésions cardiaques.

A quoi tient cette anomalie singulière? D'autant plus singulière que les maîtres en auscultation recommandent toujours d'examiner les malades dans diverses positions avant de se prononcer. Nous croyons, comme nous le montrera l'histoire, que l'abandon d'un procédé si utile provient de *l'absence d'une méthode*. On a fait de nombreuses recherches sur le sujet dont nous allons nous occuper, mais sans esprit de suite, sans but, plutôt pour annoncer une simple curiosité physiologique ou pathologique. On n'a pas étudié avec règle les conditions des modifications des bruits du cœur, surtout on n'a pas généralisé la portée de l'influence de l'attitude. De tout cela, du manque de l'idée directrice que l'on constate chez tous ou presque tous les auteurs, il est résulté que l'on sait qu'en effet l'attitude modifie beaucoup les bruits cardiaques, et c'est tout. Mais d'indication pratique générale, de procédé nouveau dans l'attitude, de *méthode*, en un mot, il n'en est pas question.

C'est l'idée directrice qui nous a amené par de longs détours, il est vrai, à trouver en dehors de tout hasard une nouvelle attitude, et à proposer une méthode d'auscultation et de diagnostic par les positions du corps du malade.

Etant dans le service de M. le docteur Empis, à l'Hôtel-Dieu, nous avons eu l'idée, pour rechercher le pouls capillaire chez les insuffisants aortiques, d'arrêter la circulation dans la radiale ou l'humérale à l'aide du doigt pendant cinq à dix secondes, puis de cesser brusquement la compression. Pendant toute cette manœuvre, nous regardions l'ongle du pouce ou d'un autre doigt. Tant que durait la compression, le pouls capillaire, s'il était net auparavant, ne se voyait plus ; dès que l'on cessait de comprimer l'artère, les fluctuations de couleur pâle et rose ou rouge se faisaient violentes et plus étendues qu'avant toute manœuvre. Le pouls capillaire était ainsi bien plus manifeste. Aussitôt nous eûmes cette pensée : Puisqu'un pouls capillaire net devient ainsi plus fort, plus marqué, un pouls capillaire faible, à peine perceptible, deviendra par décompression de l'humérale plus fort, plus apparent. Ce raisonnement était si juste que la manœuvre employée dans des insuffisances aortiques à pouls capillaire peu ou pas visible, chez des chlorotiques, des saturnins, des brightiques, nous révéla l'existence de ce phénomène.

Fort de ce résultat, nous imaginâmes de comprimer l'artère crurale en amont et en aval du point où était le stéthoscope pour la recherche du double souffle de Durozier, si fréquemment inaperçu. Les résultats ne furent pas constants.

Un malade atteint d'insuffisance aortique très nette présentait le signe de Durozier à une crurale et non à l'autre. Ce fait singulier, et la théorie qui suppose que le deuxième souffle provient du retour du sang vers le ventricule ouvert, nous firent penser à la manœuvre suivante : Puisque c'est par le retour du sang que se produit ce deuxième souffle, il nous suffira d'élever le membre inférieur où nous n'entendons rien que le premier souffle pour activer *par la pesanteur* le retour du sang et rendre du même coup le deuxième souffle plus facile à se produire. La jambe une fois levée, nous entendions, en effet, un premier souffle devenu un peu plus fort et un

(1) Société de Biologie, 25 mars 1882.

second souffle aussi net que dans la crurale de l'autre
jambe. Nos recherches portèrent alors sur d'autres insuffisances aortiques, toujours avec le même résultat. Où on
avait entendu un double souffle faible, nous entendions
un double souffle fort; où on n'avait rien trouvé, nous
trouvions facilement le phénomène. Mais bientôt les
inconvénients de ce mode de faire nous apparaissaient.
Il fallait ausculter pendant que le malade ou un aide
déplaçait le membre inférieur; ce qui changeait la place
du stéthoscope et obligeait à des tâtonnements pour
retrouver l'artère; puis à un moment donné on avait la
tête prise entre la cuisse et l'abdomen du malade, ce qui
n'avait rien de bien commode. Comment éviter ces ennuis
tout en obtenant le même résultat? Si au lieu d'élever le
membre que nous devons ausculter, nous le laissons
horizontal, et qu'au contraire, mettant le malade bien
sur le dos avec la tête seule soutenue par un coussin,
nous faisons élever les trois autres membres, le résultat
sera le même quoique par un procédé inverse. Dans ce
cas, nous obligerons une très grande masse de sang à
passer *par dérivation* par la crurale du membre horizontal. Les capillaires, surpris par cette masse sanguine
inaccoutumée à la façon des capillaires sous-unguéaux
à la suite de la décompression brusque de l'humérale,
vont rentrer en spasme plus violent à chaque systole
du cœur, et le sang refluera vivement et avec intensité
dans le ventricule gauche ouvert. Les phénomènes furent
tout à fait ce que nous les avions prévus, sauf pour le
premier souffle. Celui-ci était devenu d'une intensité très
grande. Plusieurs personnes en furent frappées et en firent
la remarque (1). Pourquoi, nous disions-nous alors, le
premier souffle est-il devenu plus intense? Est-ce parce
que la masse du sang qui passe par la crurale, est plus
grande et plus violente? ou parce que le cœur ayant un

(1) Société de Biologie, 9 avril 1892.

effort plus grand à effectuer pour pousser le sang artériel jusqu'aux extrémités des membres élevés, expulse son contenu avec plus d'énergie ? Nous mettons l'oreille au niveau de l'orifice aortique et, à n'en pas douter, les bruits étaient devenus au moins deux fois plus forts. — D'autres insuffisances aortiques donnèrent toujours ces mêmes résultats, tant au cœur qu'à la crurale et aux ongles.

Par généralisation, nos recherches se portèrent sur les lésions mitrales. Là les effets de l'attitude des quatre membres élevés, le malade étant horizontal, sur les signes révélateurs furent encore plus surprenants. Puis sur les souffles extra-cardiaques, la péricardite sèche, où l'attitude imaginée par nous avait une action renforçatrice des plus évidentes.

Pendant toutes ces recherches, les modifications de la fréquence du pouls nous parurent si constantes que nous eûmes alors l'idée d'utiliser le ralentissement du cœur, l'allongement de la systole et de la diastole pour le diagnostic (1).

On voit, par ce que nous venons de rapporter, l'influence de l'idée directrice sur la généralisation de la recherche du souffle crural. On voit aussi quelle est l'importance de l'attitude sur la production de bruits pathologiques, leur renforcement ou leur atténuation, comme nous le verrons plus tard. Ce sont là des éléments de première valeur dans le diagnostic des maladies du cœur: car ce sont des conditions d'un phénomène quelconque, souffle, frottement, dédoublement ou tout autre bruit anormal. Et l'on sait que plus on a de conditions variées d'un phénomène, plus on approche de la connaissance intime du phénomène lui-même. L'essentiel est de savoir utiliser les conditions, les changements d'attitude, à propos et avec méthode.

(1) Séance de l'Académie de médecine du 10 mai 1892 et l'Union médicale du 11 juin 1892.

CHAPITRE I

HISTORIQUE DE L'INFLUENCE DE L'ATTITUDE SUR L'INTENSITÉ DES BRUITS ANORMAUX DU CŒUR.

Le premier qui ait parlé de l'influence de l'attitude sur les bruits anormaux du cœur, est **Elliotson**, en 1828. Ce célèbre médecin anglais examinait toujours les malades dans les trois positions, debout, assis et couché. Nombre de ses observations montrent que les bruits pathologiques ou non étaient d'autant plus intenses que le malade se rapprochait du décubitus dorsal. Il n'allait pas au delà. **Hope** et **Skoda** ont fait des remarques semblables. **Stokes**, en 1851, dans son *Traité des maladies du cœur*, dit avoir observé que les souffles qu'il entendait pendant le cours des fièvres, et en particulier dans un cas de typhus, diminuaient ou disparaissaient dans l'attitude assise ou debout. Ces souffles étaient bien plus intenses en décubitus dorsal. De même, il a remarqué chez une femme de 30 ans, atteinte de rhumatisme aigu, un souffle systolique et un dédoublement du deuxième bruit qui s'entendaient seulement en position couchée.

En 1855, **Büchner** rapporte deux observations de modifications de l'intensité des souffles intra-cardiaques par la différence d'attitude. La même année vit paraître un travail de **Schmidt** sur la question de l'attitude: Un malade présentait constamment une intensité plus grande de son souffle au cœur en décubitus dorsal.

A.

2

Sydney Ringer reprit l'étude de la position du corps en 1861. De son travail il conclut en *règle presque générale*, les exceptions étant très rares, que *les bruits du cœur sont plus forts, plus vibrants en position couchée.* D'après lui ce sont les lésions mitrales qui sont les plus modifiées par l'attitude, car il vit des bruits anormaux de la mitrale disparaître en entier en station debout, et prendre une très grande intensité en décubitus dorsal. Mais, dit-il, la plus grande netteté du souffle systolique, par exemple, n'est pas au début ou au milieu de la systole, elle est à la fin. Ringer introduisit même un élément de plus dans la question. Pour lui, quand en position couchée les battements n'étaient pas moins fréquents qu'en station debout, les bruits du cœur n'étaient pas plus intenses dans la première attitude que dans la seconde.

Malgré la netteté des affirmations de S. Ringer, **Hutchinson**, en 1872, voulut établir un diagnostic certain entre les souffles anémiques et les souffles organiques du cœur par l'influence différente de l'attitude sur ces deux sortes de bruits. Il dit que des souffles anémiques imperceptibles en position debout étaient devenus très forts en position couchée. Les souffles organiques ne subiraient pas de telles modifications. En cela, il était d'accord avec **Walshe**.

De nouveau, et en opposition avec les deux auteurs précédents, **Gowers**, en 1872, assure que les bruits organiques sont modifiables aussi par l'attitude et dans une aussi large mesure que les bruits inorganiques, cela surtout pour le souffle présystolique du rétrécissement mitral. Son maximum d'intensité est dans la position couchée, et quand on fait passer graduellement le malade de la position couchée à la position debout, on entend le souffle qui s'atténue graduellement jusqu'à disparaître quand le corps du sujet fait un angle de 45° avec l'horizon.

C'est à peu près le moment critique ; car si on fait passer le malade insensiblement de la station debout au décubitus dorsal le souffle apparaît à ce moment.

Contrairement aussi à Sydney Ringer, Gowers n'a trouvé aucune dépendance de l'intensité du souffle par rapport à la fréquence du pouls. Il a vu des souffles augmenter nettement d'intensité, et le pouls devenir plus fréquent. D'autres souffles, il est vrai, devenaient plus intenses, en position couchée, en même temps que le pouls se ralentissait.

Mezbourian, dans sa thèse de 1871, faite sous l'inspiration de M. le professeur Potain, attribue entre autres caractères, aux souffles extra-cardiaques, la particularité de s'atténuer beaucoup en position assise ou debout et même de disparaître ; de disparaître ou de s'atténuer aussi quand le malade se couche sur le côté droit.

Choyau avait déjà fait les mêmes remarques en 1869.

MM. Potain et Rendu, dans l'article « Cœur » du Dictionnaire Dechambre, ont aussi abordé ce sujet, mais sans s'y attarder.

Les changements de position, disent-ils, peuvent apporter aux bruits anormaux des modifications considérables. Ces modifications peuvent devenir une cause d'erreur sérieuse ou au contraire un moyen précieux de diagnostic. En général, les bruits anormaux déterminés par les lésions d'orifice s'entendent également bien dans la position assise ou dans le décubitus horizontal, et les frottements péricardiques s'entendent mieux quand le malade est assis ou penché en avant. Les souffles extra-cardiaques au contraire, ceux qui paraissent se produire dans le poumon sous l'influence des secousses imprimées par le cœur, disparaissent ou s'atténuent considérablement dans la position assise et debout, tandis qu'on les entend mieux quand le malade est étendu sur le dos. C'est là un moyen de diagnostic commode. Malheureusement, la règle que nous venons d'énoncer n'est pas sans exceptions ; certains souffles extra-cardiaques s'entendent à merveille dans la position assise ou debout ; et par contre il y a des bruits de souffle certainement nés dans les orifices que les changements de situation modifient et qui s'atténuent ou disparaissent quand on fait asseoir le malade.

Et plus loin :

Des faits observés par tous les auteurs, il reste néanmoins quelques notions qu'on peut regarder comme désormais acquises. Ainsi: 1° Il est certain que les souffles qu'on entend au cœur peuvent être modifiés par les changements de position de façon à s'atténuer considérablement ou même à disparaître tout à fait dans certaines situations du corps ; 2° lorsque cela a lieu c'est toujours la position verticale qui atténue ou fait disparaître les souffles qui s'entendaient distinctement dans la position horizontale. Mais les cas dans lesquels ces modifications se produisent n'ont point été jusqu'ici suffisamment précisés.

Ainsi MM. Potain et Rendu admettent l'influence de l'attitude sur les bruits anormaux du cœur, et pour eux cette influence serait plus marquée pour les souffles extra-cardiaques, à tel point qu'elle pourrait servir d'élément diagnostic. C'est absolument ce qu'avait dit Hutchinson pour les souffles anémiques.

La question de l'influence de la position du corps sur les bruits anormaux intra et extra-cardiaques a été étudiée en France, pour la première fois d'une façon un peu complète, par Cuffer en 1877. Malheureusement Cuffer n'a considéré que la position couchée et assise penchée en avant; en outre les observations qu'il rapporte ne concernent que les lésions valvulaires de la mitrale et de la tricuspide, et les souffles extra-cardiaques. Il n'a pas voulu s'occuper des bruits anormaux de l'aorte, par crainte de confusion possible avec les souffles anémiques.

Malgré ces lacunes, Cuffer pose en *règle générale que : Les souffles valvulaires, aussi bien que les souffles extra-cardiaques, se modifient en s'atténuant lorsque l'on fait passer le malade de la position couchée à la position assise et penchée en avant.* Et à son appui il fournit des observations diverses que nous étudierons plus tard.

Comme nous le disions plus haut, les conclusions de M. Cuffer sont plus générales que ne l'indique son travail :

1° Tous les souffles *intra-cardiaques* quels qu'ils soient se modifient lorsque le malade passe de la position horizontale à la verticale ;

2° Ils diminuent tous dans l'attitude verticale ;

3° Tous les souffles augmentent dans la position horizontale : certains souffles même ne se produisent que dans cette attitude ;

4° Tous les souffles *extra-cardiaques* diminuent ou disparaissent, même souvent complètement, lorsque le malade passe de la position horizontale à la verticale ;

5° On ne peut donc pas s'appuyer sur cette modification qui leur est commune avec les souffles intra-cardiaques pour faire le diagnostic. Cependant, l'influence du changement de position est beaucoup plus accentuée pour les souffles extra-cardiaques que pour les souffles intra-cardiaques.

Il nous suffit donc, pour le moment, de savoir que M. Cuffer par de nombreuses observations est arrivé à reconnaître l'influence de l'attitude assise et couchée sur les bruits du cœur, et que pour lui au contraire de MM. Potain et Rendu, elle ne peut pas servir d'élément diagnostic pour les souffles extra-cardiaques.

M. Cuffer a vu encore que les battements du cœur étaient *toujours* plus rapides en position assise, aussi s'étonne-t-il de l'affirmation inverse de Gowers. Il affirme, de même, que les bruits ne sont pas changés en intensité par les attitudes quand la fréquence du pouls n'a pas varié.

Baudisson, dans sa thèse de 1879, de même que **Rabion** dans sa thèse de 1885, n'ajoutent rien de nouveau aux faits déjà connus de l'influence de l'attitude sur les bruits du cœur.

Zeehuissen (1889) dit que souvent dans le cours du rhumatisme articulaire, chez les enfants, on entend des souffles systoliques et diastoliques, le malade étant couché. S'il se dresse, les bruits anormaux disparaissent ; s'il se recouche, ces bruits reprennent leur intensité première.

Friedreich, Rosenstein, Gerhard, Eichorst, dans leur étude des méthodes d'examen dans les maladies du cœur, ont observé des cas analogues à ceux dont nous venons de parler. Rosenstein prétend qu'il a toujours mieux entendu en position assise.

Dans les traités des maladies du cœur publiés par des auteurs français et dans le Manuel de Barth et Roger, il n'est pas fait mention de l'influence des attitudes sur l'intensité des bruits. Cependant la plupart recommandent d'ausculter en variant la position du malade.

Dans les ouvrages anglais nous n'avons pas trouvé le moindre indice d'attitude *relevée*. Et d'ailleurs, M. Byrom Barnwell nous l'a confirmé lui-même. Pourtant, il est certain qu'en différents points d'Angleterre, on examine les malades atteints d'insuffisance aortique dans la position demi-couchée, en leur faisant élever un bras, peut-être deux.

Cet historique montre bien, comme nous l'avions fait pressentir, au début de notre travail, que :

1° L'attitude a des effets marqués sur la force des souffles intra et extra-cardiaques ;

2° Tous les auteurs sont d'accord pour affirmer que *les bruits anormaux sont plus intenses en position couchée qu'en position assise ou debout. Les exceptions sont très rares ;*

3° Les attitudes employées dans ces recherches, ont été, la position couchée, avec oreiller et traversin (ce qui est plutôt une position demi-couchée et non horizontale), la position assise, droite ou penchée en avant, et la position debout ;

4° Aucun auteur, sauf peut-être Sydney Ringer et Cutter, n'a généralisé la question et ne l'a étudiée avec méthode ;

5° Aucun auteur n'a fait la preuve expérimentale des faits avancés par lui ou ses prédécesseurs ;

6° Les indications pratiques tirées de l'influence de l'attitude sont nulles ou erronées.

CHAPITRE II

ACTION DES DIFFÉRENTES ATTITUDES SUR LES BRUITS DU CŒUR ET LE POULS EN GÉNÉRAL.

Effets des attitudes debout, assise et couchée, de la marche, de l'agitation du malade, sur l'intensité des bruits pathologiques du cœur en général et sur la fréquence du pouls.

L'attitude relevée. Sa pratique. L'accroissement d'intensité des bruits anormaux et la diminution de fréquence du pouls qu'elle provoque, dans les maladies du cœur en général. Ses effets sur la respiration chez les cardiaques. Ses dangers et ses contre-indications. Conclusions.

Effets des attitudes debout, assise et couchée sur l'intensité des bruits pathologiques du cœur en général et sur la fréquence du pouls.

Ainsi les cliniciens n'ont employé pour l'examen des malades que trois attitudes, debout, assise et couchée. Les effets de ces attitudes sur l'intensité des bruits pathologiques et la fréquence des battements du cœur peuvent se résumer ainsi :

Dans la station debout, les bruits sont nuls ou les plus faibles possibles, ce qui ne veut pas dire qu'ils ne soient encore très forts chez bien des malades. Les battements du cœur sont rapides.

Dans la position assise, les bruits pathologiques peuvent ne pas exister; ceux qui étaient nuls peuvent apparaître; les bruits qui étaient faibles se renforcent; ceux qui étaient intensés s'accentuent davantage. Le cœur bat moins rapidement.

Dans la position couchée, en réalité demi-couchée, on peut ne rien entendre d'anormal et cependant l'individu examiné présente des symptômes fonctionnels certains d'une lésion cardiaque. Les bruits nuls en position assise, deviennent manifestes, mais sont faibles, peu perceptibles à une oreille ordinaire. Les bruits faibles et forts prennent une énergie plus grande. En même temps, les pulsations cardiaques sont plus lentes.

Nous devons ajouter que les effets de ces attitudes sont eux-mêmes modifiés suivant qu'on examine le malade au repos ou après l'avoir agité. Cette agitation, que l'on obtient en faisant faire au malade un exercice quelconque un peu rapide (1) a pour but de rendre les bruits anormaux plus apparents ou même de provoquer un bruit anormal entendu auparavant, mais qui ne s'entend plus. Malheureusement, si d'une part, les bruits anormaux prennent une intensité plus grande, d'autre part, les bruits du cœur s'accélèrent, et très souvent après cette agitation il est impossible, à cause de la vitesse des battements, de se prononcer sur la nature et la place dans la révolution cardiaque du bruit pathologique entendu.

Quoi qu'il en soit de ce supplément de manœuvre dans l'auscultation du cœur, il reste certain que, jusqu'à présent, on n'a employé que les trois attitudes, debout, assise et couchée, et que même dans cette dernière attitude où les lésions cardiaques sont les plus évidentes, il en reste un grand nombre dont le diagnostic est difficile ou impossible à cause de la faiblesse des bruits anormaux ou de leur absence.

(1) Marche, montée d'escaliers, mouvements des bras, mouvements de rotation du tronc plusieurs fois répétés.

L'attitude *relevée*. Sa pratique. L'accroissement d'intensité des bruits anormaux et la diminution de fréquence du pouls qu'elle provoque dans les maladies du cœur en général:

N'est-il donc pas possible d'aller au delà des attitudes employées et des résultats fournis par elle ? Ne peut-on trouver et appliquer une attitude qui soit compatible avec la nature de l'homme, avec les exigences du malade et du médecin, et qui, en même temps, donne des résultats plus complets, des diagnostics plus précis et plus faciles, et des constatations plus fréquentes des lésions du cœur que la position couchée ? Cette attitude ne pourrait-elle pas être celle qui consisterait après avoir enlevé les oreillers à :

1° Placer le malade le plus horizontalement possible ;

2° Relever fortement la tête, *la tête seule*, sans les épaules, avec un traversin seulement, de façon que le menton soit proche de la poignée du sternum :

3° Faire relever verticalement les bras par un aide, *sans le moindre effort de la part du malade ;*

4° Mettre un ou deux coussins sous le siège pour placer celui-ci à un niveau supérieur à la région cardiaque ;

5° Faire relever par un aide soutenant les talons, par une chaise placée sur le lit, par une sangle fixée en un point supérieur et passant sous les talons ou par tout autre moyen disponible et le plus haut possible à 40°, 50°, 60° et plus, les membres inférieurs étendus, et toujours *sans que le malade fasse d'effort* pour les soulever ou les maintenir lui-même élevés.

Si on veut se rendre compte de l'aspect d'un individu dans cette attitude, on verra que ses bras et sa tête représentent la petite branche d'un U, ses jambes, la grande branche et le tronc, la partie inférieure de l'U.

En réalité, nous n'employons cette position excessive que dans des cas exceptionnels, ou pour faire l'épreuve du cœur,

L'attitude que nous employons couramment, parce qu'elle est *pratique, rapide,* qu'elle ne choque ni les malades, même quand c'est une femme, ni l'entourage, ni le médecin lui-même, se rapproche beaucoup de celle du toucher vaginal couché :

1º *Après avoir enlevé tout oreiller, et mis le traversin tout contre le chevet du lit, placer le malade le plus horizontalement possible;*

2º *Relever fortement la tête, la tête seule sans les épaules, avec le traversin, de sorte que le menton se rapproche du sternum;*

3º *Le malade doit élever lui-même, mais doucement, avec le moins d'effort, ses bras étendus, et les porter ainsi en arrière, contre le chevet du lit où il les maintiendra appuyés ou fixés aux barreaux ou au bord supérieur du chevet suivant les circonstances;*

4º *Faire placer les genoux de façon que les pieds reposant sur le lit, les talons soient aussi près que possible des ischions. Les genoux doivent se toucher.*

Cette position que désormais nous appellerons *relevée,* n'a rien de bien extraordinaire. Nous l'avons faite devant des médecins sans qu'ils aient remarqué que nous examinions les malades dans une position nouvelle.

Cependant pour en tirer tous les avantages que nous énumérerons au fur et à mesure de notre travail, il faut observer les précautions suivantes :

1º Le malade doit effectuer les mouvements qui l'amènent à l'attitude relevée *doucement et sans effort brusque;*

2º Une fois dans l'attitude relevée, il doit *détendre tous ses muscles* et ne faire désormais *aucun effort,* et de plus il ne doit être gêné par rien;

3º Il faut *attendre 1 à 2 minutes avant de pratiquer l'examen,* afin de laisser le calme se rétablir dans le cœur agité par les mouvements du malade.

En opérant ainsi, on obtient à la fois le renforcement des bruits du cœur et leur ralentissement. Si au contraire on observe le malade dès qu'il est en attitude relevée, ou quand il fait un effort pour garder cette attitude, on perçoit bien le renforcement, mais le cœur se ralentit peu ou à peine ; il peut même battre plus vite qu'en position couchée.

Cette attitude relevée suppose que le malade jouit de la liberté de toutes ses articulations. Or il n'en est pas toujours ainsi. On peut avoir affaire à des rhumatisants, dont un ou plusieurs articles sont douloureux, immobiles, à des hémiplégiques, etc. Dans tous les cas, il faut profiter des membres qui peuvent être élevés ou pliés.

La simple position *bien horizontale*, la tête soutenue par un traversin, fait déjà entendre les bruits mieux que la position couchée. Il en est même qui apparaissent ainsi (1). Les battements du cœur se ralentissent aussi davantage.

Si à ce premier élément de l'attitude relevée on ajoute soit l'élévation plus ou moins complète d'un ou de deux bras, soit la flexion plus ou moins entière d'un ou des deux membres inférieurs, on aura encore accru l'intensité des bruits pathologiques et le ralentissement du cœur.

Il peut même arriver que le malade ne puisse se coucher horizontalement. Dans ce cas, il y aura toujours bénéfice à pratiquer la partie possible de cette manœuvre.

Il nous reste à dire de quelle façon on doit expérimenter les modifications apportées par l'attitude relevée. Le malade étant couché très horizontal avec un traversin sous la tête, l'observateur ausculte la pointe du cœur, si par exemple c'est à ce niveau que se trouve le bruit patho-

(1) Le phénomène suivant peut avoir lieu : au repos du cœur on n'entend rien ; dès que le malade s'agite, sans qu'il ait changé d'attitude, un bruit plus ou moins intense apparaît, qui persiste longtemps, jusqu'à ce que le repos très prolongé ou une cause quelconque inconnue le fasse de nouveau s'éteindre.

logique. Puis pendant qu'il ausculte au même point, un aide relève les membres inférieurs par les talons, à 40° ou 50° au dessus du plan du lit, et un autre aide soulève les bras verticalement, *le tout sans effort du malade*. Dans ces conditions, celui qui ausculte perçoit parfaitement l'augmentation graduelle de l'intensité du bruit pathologique et de la lenteur des pulsations cardiaques. Si après quelques instants les aides abaissent bras et jambes, l'auscultation du cœur continuant au même point, l'observateur perçoit la diminution graduelle de l'intensité et l'augmentation de fréquence.

Les effets de l'attitude relevés sur la respiration chez les cardiaques.

Nous venons de voir les circonstances qui peuvent empêcher l'emploi de l'attitude relevée dans son entier.

Nous allons maintenant parler des dangers *possibles* de cette manœuvre, de ses contre-indications. Il est nécessaire de les bien connaître pour éviter tout accident.

M. Chauffard, à l'hôpital Broussais, voulant se rendre compte avec nous des effets de l'attitude relevée sur les bruits du cœur, nous indique une malade atteinte de rétrécissement mitral, sans nous dire si elle était ou non en asystolie ou sous menace d'asystolie, si elle avait ou non des troubles de la circulation pulmonaire. Elle était assise dans son lit. Nous la mettons dans l'attitude relevée, avec genoux pliés; la malade haletait déjà. M. Chauffard peu convaincu, bien que son interne certifiât la plus grande intensité des bruits, fait élever les membres inférieurs de la malade à environ 45°. Presque aussitôt la malade se met à étouffer, il faut l'asseoir vite et lui donner de l'éther. Comme nous dit alors M. Chauffard, cette malade avait un cœur peu tolérant. Notre diagnostic, quand nous vîmes cette dyspnée intense en attitude relevée, était qu'il n'y avait nulle compensation de la lésion valvulaire de cette malade ; que celle-ci devait être continuellement sous la menace d'asystolie.

M. Chauffard, frappé des effets violents de l'attitude relevée, et craignant qu'il n'en fût peut-être ainsi même chez les individus sains, essaya la manœuvre chez une jeune fille saine de cœur. Elle n'accusa pas la moindre gêne, pas le moindre étouffement, pas de palpitation et cependant elle resta dans cette attitude relevée plus de cinq minutes. Ces deux observations montrent bien que l'attitude relevée n'agit pas défavorablement sur un cœur normal ou compensé, tandis qu'elle trouble profondément un cœur forcé, débile, et *qu'elle provoque pour un moment une véritable attaque d'asystolie.*

A Saint-Antoine, chez M. Hanot, qui voulait essayer avec nous la manœuvre, même fait se produisit. Le malade était un cardiaque emphysémateux que nous trouvons demi-couché. Au bout de une ou deux minutes d'attitude relevée avec genoux pliés, on voit le malade haleter de plus en plus ; la partie supérieure de sa poitrine et la face se cyanosaient, les yeux étaient proéminents. On cessa l'attitude et le malade fut pris d'une violente quinte de toux.

A l'hôpital Laënnec, chez M. Landouzy, une femme atteinte de rétrécissement mitral pur type Durozier ; assise continuellement dans son lit parce qu'elle étouffe aussitôt couchée, ne put pas supporter, même une minute, l'élévation des bras bien que ce fût sans efforts de sa part.

En opposition avec ces faits, nous avons pu maintenir en attitude relevée avec membres inférieurs élevés pendant plus de 10 et 15 minutes, des malades atteints d'insuffisance aortique, d'insuffisance mitrale, de rétrécissement mitral, pour les recherches cardiographiques, sans qu'il en résultât le moindre trouble. Il en fut de même pour un individu sain qui put être maintenu plus d'une demi-heure dans l'attitude relevée.

Les dangers et les contre-indications de l'attitude relevée.

Quelles conclusions avons-nous le droit de tirer des faits précédents ? N'est-il pas certain qu'on ne doit pas employer l'attitude relevée, du moins dans son entier, dans les cas où le cœur est peu tolérant ? Que cette intolérance soit due à ce que le malade est en asystolie, sous la menace ou au déclin d'une attaque de ce syndrome, où qu'il existe une maladie des poumons concomitante ou surajoutée à la lésion cardiaque. A moins que, connaissant les effets de l'attitude relevée dans ces circonstances, on ne l'effectue sciemment pour éprouver l'état du cœur et de la circulation pulmonaire. Nous croyons de même qu'une sage prudence devra présider à l'examen par cette attitude, des malades atteints d'endocardite aiguë, d'endocardite ulcéreuse, de dégénérescence graisseuse du cœur. A cause de l'énergie de la systole cardiaque, de la dilatation des ventricules, il pourrait survenir, suivant le cas, des embolies dangereuses, des ruptures du cœur. On usera de la même circonspection dans l'examen des vieillards très athéromateux, et c'est chez eux surtout qu'il faut veiller à ce que la tête soit bien redressée par le traversin et non déclive ; dans l'examen des individus atteints d'anévrysme de l'aorte à poche peu résistante, quand on peut le présumer. On comprend très bien que chez ces malades, la pulsation cardiaque étant très vive, les parois des artérioles cérébrales pourraient céder et amener une hémorrhagie fatale à brève ou longue échéance. Quant à la rupture d'un anévrysme, on sait que la mort en est la suite inévitable. Les individus qui ont des hémoptysies, des épistaxis, des hémorrhagies dans une région quelconque du tronc doivent aussi ne pas être soumis à l'attitude relevée sans précautions.

En résumé, il faut s'inspirer de l'état du malade, de ses poumons, de son cœur, de ses vaisseaux. Quand l'état de ces différents organes ne s'oppose pas *formellement* à l'attitude relevée, on doit procéder à celle-ci avec lenteur, graduellement, comme pour y accoutumer l'organisme du malade, et en évitant d'aller au delà de ce qui est nécessaire à un bon diagnostic.

Une fois l'attitude donnée, il faut faire l'examen assez rapidement et demander de temps à autre au malade s'il n'est pas gêné, s'il n'étouffe pas trop, s'il n'a ni éblouissements, ni vertiges. D'ailleurs, pendant qu'on ausculte, on se rend facilement compte de l'état de la respiration. Si le malade ne se sent pas bien, que le cœur s'affole trop, que la dyspnée devient asphyxique, on doit l'asseoir aussitôt. Une fois l'examen terminé, on ramène graduellement le malade à la position qu'il a d'ordinaire. Il ne faut en aucun cas, lorsqu'on a affaire à un cœur très susceptible ou à un malade dans de mauvaises conditions, établir ou cesser brusquement l'attitude relevée. C'est cette brusquerie qui est surtout à craindre. Car, si on ausculte un cœur pendant les changements d'attitude, on s'aperçoit très bien que c'est à ces moments que l'énergie du cœur est la plus grande, que les battements sont les plus tumultueux. Imbu de ces précautions, que la pratique elle-même nous a dictées, il ne nous est arrivé ni incident, ni accident, bien que le nombre des malades que nous ayons vus soit déjà considérable.

Conclusions.

L'étude de la position relevée, de ses effets, en général, sur les bruits du cœur et sur leur fréquence, de ses indications, de ses contre-indications, de ses dangers, nous conduit aux données suivantes :

1° Il est impossible de ne pas admettre que la position *relevée* accentue les bruits normaux et anormaux du cœur et ralentit le pouls plus que la position couchée dont elle n'est que l'exagération au point de vue de la pesanteur, de même que la position couchée est aussi l'exagération de la position assise et debout.

2° L'attitude relevée fait apparaître et entendre nettement des bruits anormaux qu'on ne percevait pas en position couchée, assise ou debout ;

3° Elle augmente l'intensité des bruits anormaux et en fait saisir la netteté plus que les autres positions ;

4° Elle diminue *généralement* la fréquence du pouls plus que les autres attitudes du malade et permet de mieux savoir à quel moment se produit le bruit anormal.

Si maintenant l'on veut se rappeler d'où proviennent la plupart des difficultés de diagnostic des maladies du cœur, aussi bien pour les médecins qui s'en occupent spécialement que pour ceux qui se livrent à la grosse clinique, quoiqu'à la vérité le nombre des cas difficiles soit plus grand pour ceux-ci, on reste convaincu que c'est de la faiblesse ou de l'absence des bruits anormaux et de la vitesse des battements du cœur. Après cela, n'est-on pas obligé de conclure qu'un procédé qui augmentera à la fois l'intensité et la lenteur des bruits normaux et anormaux est un procédé de choix pour le diagnostic ? C'est cette conclusion qui doit être attribuée à l'attitude relevée, puisqu'elle produit du même coup la plus grande intensité et la plus grande lenteur (1).

(1) Cette conclusion n'est autre que celle de M. le Dr Rigal à propos de l'attitude *relevée*. Après l'avoir expérimentée pendant plus de deux mois, tant à l'hôpital que dans sa clientèle privée, M. le Dr Rigal nous a dit que nous avions trouvé là un excellent procédé d'examen dans les maladies du cœur, permettant en même temps de faire des diagnostics plus précis que par tout autre moyen. Nous le remercions vivement de son appréciation.

CHAPITRE III

L'attitude relevée peut exceptionnellement ne pas produire de renforcement des bruits pathologiques du cœur quoique le pouls se soit accéléré ou ralenti.

Jusqu'à présent, nous avons admis avec tous les auteurs que l'intensité des bruits pathologiques s'accroît à mesure que le malade passe de la station debout à la position couchée. Gowers lui-même, pour preuve, nous a montré que c'est à peu près au moment où le corps fait avec l'horizon un angle de 45° qu'un bruit imperceptible debout devenait sensible. Et cependant Büchner rapporte le fait contradictoire suivant : « Un malade présentait, debout, un très fort souffle systolique à l'orifice aortique ; en position couchée, on ne l'entendait plus ou à peine. Dès que la malade se remettait debout, le souffle reprenait son intensité première. »

Sydney Ringer dit aussi avoir observé un rétrécissement aortique et un rétrécissement mitral qui, en position assise, présentaient des bruits plus intenses qu'en position couchée. Ces faits sont très rares, dit-il, et n'infirment en rien la loi générale, ce qui l'amène à énoncer cette règle acceptée aussi par Cuffer et dont l'inexactitude nous a été souvent démontrée : « L'intensité des bruits n'est pas accrue quand la fréquence du pouls n'est pas diminuée en position couchée. »

Sans parler des souffles d'aortite et de rétrécissement aortique léger, qui souvent se sont montrés plus faibles en attitude relevée, nous avons nous-même observé les trois cas suivants opposés à la loi commune:

Un malade du service de M. Lancereaux, à l'Hôtel-Dieu, atteint d'insuffisance aortique, présentait en position couchée un souffle diastolique musical au foyer aortique. Dans l'attitude relevée complète le souffle perdit son timbre musical, il devint plus large, plus confus, mais était encore parfaitement caractéristique.

Dans le service de M. Constantin Paul, à la Charité, un malade atteint de troubles fonctionnels, oppression, pouls petit, rapportables à une lésion du cœur, avait des battements sourds, peu nets, en position couchée. En attitude relevée avec genoux pliés et même complète, les bruits quoique plus distincts, plus nets, restèrent tout aussi sourds, tout aussi faibles. On ne pouvait distinguer aucun souffle ou bruit anormal. Le seul diagnostic qui s'imposait était celui de myocardite.

M. Rigal lui-même vit avec nous, le 21 avril 1892, au lit 5 bis de la salle Bouley à Necker, un malade S. J., âgé de 62 ans, peintre et alcoolique. Le malade avait des troubles dans son système circulatoire, et à l'auscultation en position couchée, ces bruits étaient très sourds ; mais rien d'anormal. En position horizontale ils restèrent encore sourds mais pourtant plus distincts. En attitude relevée avec genoux pliés, toujours même surdité des bruits qui étaient plus distincts mais aussi plus forts. On n'entendait aucun souffle. Il s'agissait là aussi de myocardite chronique.

Ainsi il peut se faire que les bruits anormaux ou normaux ne soient pas plus forts en position couchée qu'en position assise ou debout, ils peuvent même être moins forts. Il en est de même de l'attitude relevée où des bruits peuvent être moins forts ou pas plus forts qu'en position couchée.

Mais comme Sydney Ringer, nous dirons que ces cas

sont exceptionnellement rares, et qu'en *règle générale* :
l'intensité des bruits normaux ou anormaux augmente
quand on passe graduellement de la station debout à
l'attitude relevée.

Cela n'empêche qu'il faut tenir compte de ces faits
rares, les expliquer si c'est possible, et en tirer parti.

CHAPITRE IV

EMPLOI DES ATTITUDES SUIVANT L'INTENSITÉ DES BRUITS ENTENDUS EN POSITION COUCHÉE.

Conditions qui rendent un diagnostic facile ou difficile.
Interprétation et intensité des bruits pathologiques.

Conditions qui rendent un diagnostic facile ou difficile.

On pourrait croire d'après les avantages que nous avons reconnus à l'attitude relevée pour l'auscultation du cœur qu'elle doit suffire avec le décubitus dorsal à résoudre facilement tous les diagnostics. Il n'en est rien. Après l'usage de ces deux attitudes, bien des diagnostics restent encore en suspens. A quoi cela peut-il tenir ? Et les conditions diverses dans lesquelles se présentent les bruits anormaux du cœur, isolés ou compliqués entre eux ne peuvent-elles pas expliquer pourquoi un diagnostic est difficile dans tel ou tel cas ?

Si nous considérons d'une façon schématique les conditions offertes à notre oreille par un bruit anormal en position couchée, position ordinaire de l'examen, nous voyons, les bruits du cœur étant bien perceptibles ou sourds, que :

A. On n'entend aucun bruit anormal.

B. Il semble n'exister qu'un bruit anormal.

1° Il est assez faible pour qu'on ne puisse pas le déterminer nettement ;

2° Il est bien perceptible, il n'est ni trop fort ni trop faible, ne se propage pas et reste bien localisé ;

3° Il est très fort, trop fort même ; son intensité fait

qu'il se propage partout et qu'on ne peut le localiser exactement.

C. Il existe deux ou plusieurs bruits anormaux à peu près au même temps du cœur.

1° Ils sont assez faibles pour ne pas se couvrir ; leurs caractères restent bien distincts, de même que leur foyer ;

2° L'un d'eux est si fort qu'il est impossible ou très difficile de saisir les différences de timbre et de siège.

D. Quel que soit le nombre des bruits anormaux :

1° Les battements du cœur se font avec une lenteur telle qu'on peut distinctement percevoir tous les temps ;

2° Les battements sont assez rapides pour qu'on ne puisse distinguer certains bruits anormaux confondus avec ceux qui les précèdent ou les suivent, ou bien localiser dans un temps de la révolution cardiaque un bruit qu'on perçoit suffisamment.

Toutes ces conditions différentes peuvent se combiner entre elles de façon à rendre le diagnostic plus facile ou plus difficile. Nous ne pouvons insister à ce sujet, les combinaisons étant infiniment multiples.

Ce que nous devons préciser avant tout dans ce tableau schématique, ce sont les cas où le diagnostic est facile et les cas où il est difficile. Les cas faciles sont ceux où, en position couchée, les bruits sont isolés, assez forts, suffisamment lents, où le bruit anormal se détache bien sans propagation marquée vers les autres orifices.

Les cas difficiles sont causés : par la complexité des bruits anormaux, par leur trop grande faiblesse qui les rend peu ou pas perceptibles ; ou au contraire leur trop grande force qui les fait entendre au niveau des autres orifices, couvrant ainsi des bruits anormaux qui peuvent exister à ces autres orifices, au même temps ou à un temps voisin, ou faisant croire qu'il existe des lésions aux orifices réellement sains ; par la trop grande vitesse des battements cardiaques eu égard à ce que l'on doit entendre.

Nous dirons, une fois pour toutes, que ces difficultés d'auscultation en position couchée sont proportionnellement plus grandes et plus nombreuses pour les médecins peu exercés que pour ceux qui font des maladies du cœur leur occupation habituelle. Cependant d'une façon absolue elles n'en existent pas moins aussi pour ces derniers.

Interprétation et intensité des bruits pathologiques.

Ainsi, la complexité des bruits pathologiques et la trop grande rapidité des battements du cœur mises à part, les difficultés éprouvées par les médecins proviennent, soit de la faiblesse, soit de la trop grande force des bruits anormaux. Autrement dit, on ne fait pas de diagnostic parce qu'on entend peu ou pas, ou parce qu'on entend trop, partout le même bruit anormal. Dans le premier cas c'est l'oreille qui est mise en défaut, dans le deuxième c'est l'interprétation. Et que l'on n'aille pas dire qu'on entend toujours assez, que la grosse affaire est l'interprétation. C'est un non-sens. Et la preuve, c'est que toujours les médecins ont cherché à bien entendre soit en faisant courir les malades, soit en se servant de stéthoscopes renforçateurs. Il est des cas où on n'entend pas assez même pour se prononcer sur l'existence d'un bruit, et alors qu'a-t-on besoin d'interprétation ? Il est d'autres cas, il est vrai, où on n'entend que trop bien, où l'on voudrait même moins entendre; dans ces cas c'est l'interprétation qui est tout. Et à propos de cette interprétation dont quelques médecins veulent se faire une arme contre toute innovation dans la façon d'examiner les malades, nous dirons une chose bien précise et bien évidente pour tout le monde, c'est que l'interprétation est en général d'autant moins difficile, que le bruit se localise mieux, se propage moins. Des bruits anormaux que l'on perçoit bien de cette façon en position couchée, il est presque inutile de chercher à les modifier par l'attitude. Cela ne doit se faire en tout cas, et en attitude relevée, que si on veut s'assurer de la non-existence d'autres bruits.

Emploi des attitudes suivant l'intensité des bruits.

Mais quand les bruits anormaux sont trop faibles, ou que le cœur bat trop rapidement, cette attitude relevée est de toute nécessité puisque comme nous l'avons montré, elle renforce les bruits, les fait même apparaître et d'ordinaire ralentit le cœur.

Si, au contraire, les bruits anormaux sont trop forts en position couchée, si c'est à cause de leur propagation qu'il est difficile de décider de leur foyer d'origine, alors on ne se servira pas de l'attitude relevée, qui elle, ne fera que les renforcer et rendre le diagnostic plus pénible, mais bien plutôt de l'attitude assise, de la station debout, qui atténuent l'intensité des bruits anormaux au point même de les faire disparaître parfois. Après avoir fait lever le malade, on le laissera au repos quelques minutes, puis on l'examinera en le faisant pencher un peu en arrière et sur le côté droit, pour éloigner le cœur de la paroi thoracique et éviter ainsi, autant que possible, le bruit auriculo-métallique. Pendant l'examen, on fera élever quelquefois les bras verticalement, afin de saisir par l'intensification ainsi produite sous l'oreille, les changements survenus à la nature des bruits anormaux.

On sera alors étonné des modifications considérables qui se sont produites dans les bruits pathologiques du cœur. Celui qu'on entendait en position couchée est souvent encore très fort, mais il s'est cependant assez atténué pour que son foyer maximum soit facilement déterminé. Et à cet égard nous allons rapporter l'observation suivante :

Un malade, âgé de 49 ans, est couché au lit 9 de la salle des hommes, à l'hôpital Andral, le 13 mai 1893. Tous les diagnostics avaient été portés. Avant d'entrer à Andral on avait fait de sa lésion dans un autre hôpital un rétrécissement et une insuffisance mitrale. A Andral, les uns avaient porté le diagnostic d'insuffisance mitrale avec insuffisance aortique, les autres de rétrécissement pulmonaire.

En position *couchée*, seule position où on l'avait examiné, on entendait à la pointe un souffle intense couvrant tout le 1ᵉʳ temps, très soufflant, s'entendant avec rudesse au niveau de la pulmonaire où il semblait réellement prendre naissance. Il était moins fort au niveau du foyer aortique. Le 2ᵉ temps était nettement dédoublé avec maximum à la pulmonaire. Notre diagnostic penchait pour le rétrécissement pulmonaire. En attitude *relevée*, le souffle du 1ᵉʳ temps devint énorme ; il soufflait très fort à la pointe, était devenu râpeux à la pulmonaire ; à l'aorte, il s'était un peu intensifié, sans permettre cependant de croire à une insuffisance aortique. Le 2ᵉ temps restait dédoublé, le diagnostic de rétrécissement pulmonaire semblait donc s'imposer de plus en plus.

En *station debout*, après 2 à 3 minutes de repos, il ne s'agissait plus de rétrécissement pulmonaire. On ne pouvait plus hésiter, il n'y avait qu'une double lésion mitrale. A la pointe, on entendait un souffle devenu deux fois moins fort ; ce souffle avait un renforcement systolique et sa propagation se faisait faiblement à la pulmonaire, et encore plus faiblement à l'aorte. Le 2ᵉ temps était toujours dédoublé. Pour contrôler notre diagnostic, nous n'avons pas eu d'autopsie. Mais l'examen fait avant l'entrée du malade à Andral, et à une époque où la lésion était moins bruyante, ayant conduit au diagnostic que nous avons porté doit lui donner toute vraisemblance.

Ainsi, il ne suffit pas d'examiner un malade en position couchée pour établir un bon diagnostic, il faut, comme le conseillent nos maîtres, comme vient de le montrer Gerhard pour l'insuffisance des valvules pulmonaires, varier les attitudes afin de voir comment se comportent les bruits anormaux entendus.

Mais s'il est nécessaire de faire varier l'attitude, il ne l'est pas moins de savoir celle qui conviendra le mieux, qui facilitera le plus le diagnostic. On ne doit pas employer, en un mot, la variation d'attitude sans discernement.

Après ce que nous avons dit de l'influence des diverses attitudes, en général, sur l'intensité des bruits normaux et anormaux du cœur, et sur la fréquence des battements cardiaques, il nous sera facile de *résumer* leur indication suivant les cas.

L'attitude *couchée* doit suffire quand on entend bien les bruits anormaux, eu égard à l'intensité et à la rapidité; quand il n'y a pas la moindre hésitation sur l'existence des bruits pathologiques, leur nature, leur siège.

L'attitude *relevée* doit être employée quand :

Les bruits du cœur ne laissent rien entendre d'anormal alors qu'il existe des troubles fonctionnels d'origine cardiaque;

Les bruits anormaux sont faibles, peu distincts, difficilement entendus par le plus grand nombre;

Ils sont confondus avec d'autres bruits physiologiques ou non, par suite de la trop grande vitesse des battements cardiaques;

On veut éprouver les orifices en apparence sains. S'ils sont réellement sains on n'entend rien de pathologique, bien que les bruits soient intensifiés; s'ils sont malades on perçoit à leur niveau un timbre anormal, qui met en doute l'intégrité de l'orifice ou permet d'établir sûrement sa lésion.

L'attitude *assise ou debout, avec les bras élevés ou non*, doit servir dans les cas où les bruits anormaux sont très intenses, où ils se propagent partout ne permettant pas de diagnostic précis de siège, ni de distinction des bruits se produisant au même temps.

Ces indications ne suffisent pas encore; elles ne peuvent prévoir tous les cas. C'est pourquoi, connaissant maintenant les diverses modalités imprimées aux bruits normaux et pathologiques du cœur par les attitudes, il faudra les employer isolément ou combinées, suivant le cas et les différents points du diagnostic que l'on veut éclaircir, mais toujours en subordonnant leur usage à l'état du malade et à la possibilité de les pratiquer.

Et malgré tout il restera encore bien des cas insolubles et bien des erreurs à commettre.

—————

CHAPITRE V

OBSERVATIONS

Préliminaires.

Après l'étude de l'influence des diverses attitudes du corps sur les bruits dans les maladies du cœur en général, nous devons aborder maintenant celle de l'influence de ces attitudes sur les bruits pathologiques de chaque maladie en particulier. Elle portera surtout sur l'attitude relevée à l'aide des nombreuses observations que nous avons prises dans les hôpitaux de Paris.

Mais auparavant il faut dire dans quelles conditions et dans quel but ces observations ont été prises.

Notre but n'était pas de faire des diagnostics avec l'attitude relevée. C'eût été trop hasardeux, et on aurait pu mettre en doute la valeur de nos diagnostics, en agissant ainsi. Nous avons voulu voir plutôt comment, avec l'attitude relevée, se comportaient les diagnostics faits en position couchée, par des chefs et des internes. En nous servant, comme base de nos recherches, des diagnostics établis dans ces conditions nous étions bien sûrs de ne pas tomber dans l'erreur.

En outre, la plupart des examens en attitude relevée ont été faits ou contrôlés par des internes ou par des chefs. Nous même, le plus souvent, ne faisions l'auscultation qu'après eux, afin de ne pas influencer leur jugement et de ne pas être soumis nous-même à l'auto-suggestion si aisée quand il s'agit de recherches personnelles.

Dans l'examen des malades nous avons toujours appliqué rigoureusement les règles de l'attitude relevée avec genoux pliés d'ordinaire, surtout en ce qui concerne le délai du repos nécessaire après le changement d'attitude, pour ne pas laisser intervenir la violence des battements du cœur produite par l'effort.

Nous avons examiné surtout des hommes, parce que, à l'hôpital, ils sont plus dociles et moins capricieux que les femmes.

Nombre de malades sont restés plus de dix à quinze minutes dans cette attitude, quand leur état le permettait. Généralement nous avons pratiqué l'auscultation en position couchée avant et après l'attitude relevée afin de voir ce que ces changements multiples avaient pu produire dans les bruits entendus la première fois. Enfin dans quelques cas nous avons ausculté debout, couché et relevé.

LÉSIONS DE L'ORIFICE MITRAL.

Les lésions de l'orifice mitral étant celles dont les modifications par les attitudes ont le plus frappé les médecins seront les premières à nous occuper.

Insuffisance mitrale.

Sydney Ringer et Cuffer ont signalé des souffles d'insuffisance mitrale, qui peu perceptibles en position debout ou assise et penchée en avant, étaient devenus très nets en décubitus dorsal. Nous allons maintenant décrire des cas où le souffle étant nul ou à peine marqué au premier temps à la pointe est apparu ou s'est renforcé en attitude relevée.

I. — Apparition d'un souffle systolique à la pointe disparaissant entièrement en position couchée.

Au lit 3 de la salle Damaschino, à Laënnec, est couché le

malade Z...., âgé de 58 ans, dont nous aurons à parler au sujet des modifications de la fréquence du pouls suivant les attitudes. Au premier examen, le 3 juin 92, on constate, outre de l'arythmie, un bruit de souffle au 1er temps très intense à la pointe et rien ailleurs. La position relevée que nous n'avons employée cette fois que pour des recherches sphygmographiques fait entendre un bruit de *souffle encore plus fort.*

Le 1er juin nous examinons de nouveau ce malade soumis au traitement par la caféine.

Nous n'entendons plus trace du souffle au 1er temps à la pointe en position *couchée*. Celui-ci est fort et un peu prolongé. Les bruits sont réguliers.

En attitude *relevée* avec genoux pliés, nous entendons au 1er temps non plus un prolongement, mais un souffle intense, en jet de vapeur presque aussi fort qu'à l'entrée du malade, et les bruits du cœur sont devenus arythmiques. L'attitude relevée ayant été maintenue près de dix minutes, les modifications sont restées telles quelles.

Le *décubitus dorsal* est repris ensuite et laissant l'oreille sur la région cardiaque du malade, nous constatons au bout de 3 ou 4 minutes la disparition graduelle du souffle et de l'arythmie.

II. — Apparition d'un souffle systolique piaulant disparaissant en position couchée.

Chez la malade C...., âgée de 17 ans, couchée au lit 23 de la salle Monneret, à Laënnec et entrée pour une attaque de rhumatisme aigu, M. Straus entend de temps à autre un tout petit souffle systolique de la pointe.

Quand nous examinons la malade le 4 juin 1892, en position *couchée*, il nous est impossible de rien percevoir d'anormal.

Nous mettons la malade en position *relevée* avec genoux pliés. Alors le 1er temps à la pointe non seulement souffle avec force, mais devient piaulant, ajoutant ainsi à l'évidence de son apparition un timbre qui le rendait encore plus reconnaissable.

Le décubitus dorsal fait de nouveau disparaître ce souffle.

Nous avons revu depuis cette malade, ce sont toujours les mêmes phénomènes ; rien d'anormal en position couchée, souffle piaulant caractéristique de l'insuffisance mitrale en attitude relevée.

III. — Renforcement considérable d'un souffle systolique mitral.

Dans le service de M. Rigal, à Necker, nous avons examiné le

29 mai 1892 un malade, B..., âgé de 29 ans. Il a eu au régiment, à 23 ans, une première attaque de rhumatisme, et peut-être à cette époque avait-on déjà constaté un souffle à la pointe. La deuxième attaque date du 5 mai 1892 ; elle a été très forte et s'est généralisée à presque toutes les articulations. C'est pour ses douleurs qu'il est entré à l'hôpital. A ce moment, l'auscultation faisait entendre à la pointe un souffle systolique léger mais net ; puis ce souffle disparut peu à peu en position *couchée*.

Le jour de notre examen, on entend à la pointe un souffle, si doux et si faible que plusieurs ne le perçoivent pas du tout. Rien d'anormal aux autres orifices.

Après l'attitude *relevée*, genoux pliés, de l'arythmie apparaît ; à la pointe on entend un souffle systolique, intense, rugueux, râpeux même, au point qu'on se demande si on a affaire au même souffle, et toujours rien de pathologique aux autres orifices. Si on abaisse les bras, le souffle diminue de rudesse et d'intensité. Si on les relève et qu'on étende horizontalement les membres inférieurs, l'intensité du souffle est encore plus diminuée, quoiqu'il reste encore deux fois plus fort au moins qu'en décubitus dorsal. Si, pendant que les genoux sont pliés, on porte les bras en haut et en arrière, le malade accuse alors des tiraillements au niveau du cœur et sent que les battements sont plus forts et douloureux. Le décubitus dorsal ramène le cœur à ce qu'il était au début de notre examen.

IV. — Transformation d'un 1er temps prolongé à la pointe en souffle.

Un autre exemple d'apparition de souffle au 1er temps à la pointe nous a été fourni le 21 mai 1892 par le malade B..., âgé de 56 ans, couché au lit 26 de la salle Laënnec, à Necker.

En effet, en position *demi-couchée*, il n'y a que le 1er temps qui soit douteux : il est mal frappé, mais on ne peut que présumer son altération.

En position tout à fait *horizontale*, le 1er temps devient légèrement soufflant et le 2e claquant, mais le souffle ne s'entend pas à chaque révolution : il semble coïncider avec les chocs les plus énergiques de la pointe.

En position *relevée* genoux pliés, le souffle est absolument net, propagé à l'aisselle et continu, c'est-à-dire qu'on l'entend à toutes les systoles qui sont plus vigoureuses et allongées. Le cœur s'est ralenti en même temps.

Les observations suivantes, quoique moins typiques que

celles qui précèdent, montreront aussi ce qu'on peut obtenir de l'attitude relevée.

V. — Transformation d'un 1er temps prolongé à la pointe en souffle.

Le 18 juin 92, nous examinons dans le service de M. Rendu, salle Chauffard, lit 9, à Necker, le malade P..., âgé de 72 ans. Outre une sclérose intense de tout le système vasculaire, il présentait quand le chef l'avait ausculté un souffle d'insuffisance mitrale si faible, si imperceptible que la plupart ne le reconnaissent pas. Voici ce que nous observons chez lui :

En position *couchée*, à la pointe, les deux temps sont forts, mais le 1er n'est pas net, il est un peu prolongé; à la base, les bruits sont sourds. Il y a de l'arythmie à courtes périodes, c'est-à-dire que 4 ou 5 battements sont espacés régulièrement et sont à peu près de même intensité, puis survient un battement plus intense, plus précipité que les autres et ainsi de suite.

En position *relevée*, avec genoux pliés seulement, le 1er temps à la pointe est remplacé par un souffle très net, rude, bref. Le 2e temps est plus fort ; à la base, rien d'anormal, sauf la surdité des bruits. L'arythmie a des périodes plus longues de pulsations régulières, au nombre de 9 à 10, mais le malade a de la peine à respirer dans cette attitude au bout de cinq minutes.

Chez ce malade, l'externe chargé de son observation n'avait pu entendre le souffle en position couchée, ni le lendemain de son entrée ni le jour de notre examen. Il fit alors l'auscultation en position relevée et reconnut un souffle des plus manifestes d'insuffisance mitrale.

VI. — Renforcement et apparition d'un souffle systolique de la pointe.

Le nommé M..., 42 ans, au lit 18 de la salle Bouley, à Necker, est *demi-assis* quand nous l'auscultons le 20 mai 1892. A cause de l'arythmie considérable et de la vitesse des battements cardiaques, on ne perçoit un souffle léger que de temps à autre, au moment du choc à la pointe.

Couché : l'arythmie semble moindre, les bruits sont plus forts, le souffle est plus net, et on l'entend plus souvent.

Les genoux pliés et les *bras élevés :* le souffle est encore plus fort et on l'entend presque à chaque systole. Le 2e bruit à la base devient claquant.

VII. — Renforcement d'un souffle systolique de la pointe.

A Necker, salle Delpech, au lit 20, est couchée la malade F...,
26 ans. Elle est perclue par des douleurs rhumatismales aiguës, et
ne peut mouvoir aisément que son bras gauche. Nous l'auscultons
le 20 juin 1892 dans la position où elle se trouve, c'est à-dire
presque couchée, et sur le côté droit. — Nous entendons un tout
petit souffle au 1ᵉʳ temps à la pointe ; les bruits sont sourds. —
Lui faisant élever le bras gauche seulement, le souffle, quoique
faible encore, est très caractérisé.

VIII. — Piaulement irrégulier devenu constant.

A la salle Chomel, à Laënnec, au lit 9, nous examinons une
vieille cardiaque, D... J..., âgée de 72 ans. La maladie du cœur
remonterait à 1870. Depuis cette époque la malade a des palpitations, de l'essoufflement à l'effort, de l'œdème des membres inférieurs et même d'une plus grande partie du corps. On a toujours
diagnostiqué chez elle l'insuffisance mitrale type.

Debout : on entend à la pointe et au 1ᵉʳ temps un souffle intense,
piaulant au moment des fortes contractions, car il y a arythmie. Ce
piaulement n'apparait du reste qu'une fois sur dix ou douze
systoles.

Faisant élever les bras verticalement, le souffle est toujours aussi
intense (on ne peut établir une différence d'intensité quand les
bruits sont déjà très forts), mais le piaulement est plus aigu, on
l'entend une fois sur deux ou trois systoles ; l'arythmie est exagérée. La malade étouffe vite dans cette attitude.

Demi-assise dans son lit. — Le souffle possède à peu près la
même intensité qu'en station debout, il est très prolongé. Le piaulement est continu, mais faible.

Nous lui faisons *relever les bras* et *plier les genoux* dans cette
position demi assise. Le piaulement reste continu. mais devient
plus fort, il s'entend jusqu'à la pulmonaire.

Cette malade aime mieux être debout dans la journée. Quand
elle se couche, elle s'endort en position demi-assise. Elle craint
beaucoup l'élévation des bras qui lui amène des palpitations et de
la dyspnée : aussi évite-t-elle de les tenir élevés pendant un certain temps.

IX. — Souffle en jet de vapeur devenu piaulant.

Voici maintenant l'observation d'une autre malade de

la salle Chomel, au même hôpital. Elle est presque la répétition de la précédente.

Cette malade, B..., âgée de 64 ans, et couchée demi-assise au lit 19, a eu des attaques de rhumatisme dès son bas âge ; elle en compte dix-sept qui se sont généralisées à presque toutes ses articulations. Ce n'est que depuis l'âge de 52 ans qu'elle éprouve de l'essoufflement et des palpitations. L'an dernier seulement elle a commencé à avoir de l'œdème des membres inférieurs, et cependant, dès l'âge de 15 ou 20 ans on avait constaté un souffle intense, qui n'a jamais disparu. Cette tolérance du cœur est peut-être ce qu'il y a de plus remarquable. Depuis deux ans, cette malade ne peut plus coiffer sa chevelure ; elle étouffe dès que ses bras restent élevés quelques instants. Mais ce symptôme s'est atténué depuis quelque temps ainsi que les autres.

Demi-assise, qui est sa position ordinaire, même pour dormir : on entend un fort souffle d'insuffisance mitrale en jet de vapeur.

Couchée, avec genoux pliés : le souffle est encore plus fort ; il est *piaulant* ; la systole est longue, pénible. Revenue à la position assise, le souffle perd peu à peu son piaulement.

En résumé, dans l'insuffisance mitrale l'attitude relevée, même partielle, amène toujours un renforcement notable du souffle entendu en position couchée. Elle provoque souvent l'apparition d'un souffle au premier temps, soit peu intense, mais net, soit tout d'un coup en jet de vapeur et même piaulant. Elle peut changer le timbre d'un souffle et le rendre encore plus caractéristique ou plus facile à percevoir.

En allongeant la systole, elle aboutit au même résultat.

En augmentant dans l'arythmie le nombre des systoles vigoureuses et efficaces, elle permet d'entendre plus souvent un souffle passager.

Quand les souffles sont très intenses, elle peut en changer le timbre, mais elle les propage aux autres orifices, ce qui la rend mauvaise dans ces cas.

Souvent elle laisse, après qu'on l'a cessée, une plus

A.							6

grande intensité des bruits normaux et anormaux qui se dissipe graduellement.

Les malades dont le cœur est peu tolérant supportent mieux la flexion du genou ou l'élévation des membres inférieurs que celle des membres supérieurs.

Retrécissement mitral.

Gowers est le seul, jusqu'à présent, qui ait montré d'une façon frappante l'influence de l'attitude sur l'intensité des bruits anormaux dans cette lésion.

Voici brièvement ses observations.

Dans un premier cas, le thrill et le souffle présystolique disparaissaient en station debout, et réapparaissaient quand le corps faisait avec l'horizon un angle de 45°.

Dans un second cas, il y avait disparition du souffle présystolique en station debout et affaiblissement en position assise.

Chez un troisième individu, il y avait disparition totale du souffle présystolique en station debout.

Enfin, dans une quatrième observation, on cessait de percevoir le thrill et le souffle présystolique en position debout.

Dans d'autres observations non citées, Gowers dit avoir aussi entendu les souffles présystoliques debout, mais toujours moins forts qu'en position couchée.

On peut supposer, selon toute vraisemblance, qu'il y a aussi des souffles présystoliques qui s'entendent mal ou pas en position couchée et alors il faudra recourir à des moyens plus puissants que celle-ci pour les percevoir nettement.

Voyons donc ce que l'attitude relevée a pu faire sur des rétrécissements mitraux diagnostiqués en position couchée.

I. — Apparition nette du souffle présystolique et du dédoublement en
position relevée.

Le 5 juin 1892, nous examinons à la Charité, salle Velpeau,
lit 20, le malade P..., âgé de 34 ans, atteint pour la troisième fois
de rhumatisme toujours léger.

Il est *couché* presque horizontalement. Les battements du cœur
sont de 44 à la minute. Les bruits sont très sourds; à la pointe le
1er temps est prolongé, peut-être un peu soufflant à son début; le
2e temps est dédoublé, mais d'une manière si peu nette qu'il
semble prolongé, lui aussi. Le dédoublement s'accentue vers la
pulmonaire où il est maximum et s'atténue de là vers l'aorte.

Relevé avec genoux pliés : le pouls tombe à 42. A la pointe, le
1er temps est très prolongé; il y a un souffle léger, doux, qui pré-
cède la systole. Le dédoublement est maintenant très net au
2e temps et bien plus accentué tant à la pulmonaire qu'à l'aorte.

Relevé avec jambes à 45° : le pouls est encore ralenti, il bat à 40
par minute. Tous les bruits sont encore renforcés. A la pointe, le
souffle présystolique est des plus manifestes. La systole s'est allon-
gée; elle se fait pour ainsi dire avec effort. Le dédoublement est
encore plus distinct.

Ce n'est que dans l'attitude relevée que la palpation révèle l'existence d'un thrill à la pointe.

II. — Apparition du roulement présystolique. Renforcement du dédoublement
en position relevée.

La malade F. J..., âgée de 34 ans, couchée au lit 18 de la salle
Delpech à Necker, y est en traitement pour un rétrécissement mitral, dont les signes sont, le 21 avril 1892 :

En position couchée : un dédoublement net du 2e temps à la
pointe, et un roulement présystolique tout à fait douteux. Les bruits
sont clairs et assez lents.

Couchée très horizontalement : la tête relevée, on entend toujours
bien et même plus fort le deuxième temps dédoublé, mais le roulement est encore indécis.

Relevée avec genoux pliés : (la malade, très nerveuse, se prête
mal à cette manœuvre) le dédoublement est encore plus net et
l'on entend, sans plus de doute, un roulement présystolique bien
dessiné.

III. — Renforcement du souffle présystolique et du dédoublement en position relevée.

Au même hôpital, à la salle Bouley, lit 19, le malade G..., âgé de 39 ans, est examiné par nous le 20 avril 1892.

En position *demi-couchée :* nous entendons à la pointe un souffle présystolique très léger, peu perceptible et un dédoublement du 2° temps. Ce sont les mêmes signes qu'on a observés dans le service.

En décubitus dorsal complet : le souffle présystolique est déjà plus fort, il est doux ; le deuxième temps est plus distinctement dédoublé.

En attitude *relevée* avec genoux pliés : le souffle présystolique est doux dans sa première partie, rude dans la seconde ; le dédoublement du 2° temps est très fort.

IV. — Renforcement du souffle présystolique et du dédoublement en position relevée.

Le 30 mai 1892, nous auscultons au lit 25 de la salle Legroux, à Laënnec, la malade P..., âgée de 19 ans.

Nous entendons à la pointe, en position *couchée*, un petit souffle présystolique et un dédoublement du 2° temps assez marqué. Le pouls bat 92.

En attitude *relevée* avec genoux pliés : le souffle présystolique est devenu rude ; on l'entend à la pointe et aussi jusqu'au dessus du mamelon. Le dédoublement est très accentué. Il est très facile de saisir tous les caractères des bruits, le pouls battant à 80.

Outre ces observations, nous en avons fait d'autres dans lesquelles des rétrécissements mitraux, en miniature pour ainsi dire en position couchée, ont été tellement modifiés par l'attitude relevée que tous les bruits étaient devenus beaucoup plus nets et bien mieux scandés.

Les faits relatés ci-dessus montrent combien l'attitude relevée rend intenses et distincts les bruits anormaux du rétrécissement mitral. Elle en fait dérouler le rythme avec netteté et même permet de mieux analyser les caractères vagues et indécis perçus dans le décubitus dorsal.

Doubles lésions mitrales.

Les observations que nous allons donner maintenant révéleront peut-être encore mieux que toutes les précédentes les avantages de l'attitude relevée, car elles se rapportent à des cas complexes. En effet, dans ces cas, en général, un signe d'une des lésions couvre les autres; soit par son intensité, soit par la brièveté de la révolution cardiaque et il est souvent bien difficile de décider si on a affaire à une double lésion de l'orifice mitral.

I. — Renforcement du souffle systolique de la pointe : apparition du souffle présystolique ; dédoublement rendu distinct.

La malade, M. C..., âgée de 23 ans, et couchée le 30 mai 1892 dans la salle Delpech, à Necker, a eu une attaque fort longue de rhumatisme il y a un an. A cette époque on aurait noté une lésion du cœur.

Demi couchée : les bruits étant assez sourds, on entend à la pointe, un souffle systolique assez doux et un deuxième temps mal frappé, paraissant de temps à autre dédoublé.

Couchée horizontalement : le souffle systolique de la pointe est très fort, mais non râpeux, il semble renforcé tout à fait à son début. Le deuxième temps est plus nettement dédoublé.

Relevée entièrement : le souffle systolique est très fort, râpeux, même vibrant; il est précédé d'un souffle assez rude; le dédoublement du second temps est très frappé, continu. Ces bruits se propagent un peu vers la base mais restent toujours le plus intense à la pointe.

Le relèvement des bras seuls accentue rapidement les bruits; le dédoublement n'augmente pas beaucoup d'intensité. Leur abaissement atténue tous ces bruits au contraire. La flexion des genoux seulement augmentent la force des bruits, mais pas aussi rapidement que l'élévation des bras. L'accroissement d'intensité ne semble pas supérieur à celui obtenu avec les bras élevés. L'extension des membres inférieurs en horizontale affaiblit les bruits mais plus lentement que l'abaissement des bras.

II. — Renforcement du souffle systolique ; apparition d'un souffle présystolique.

Au lit 18 de la salle Larochefoucauld, à Laennec, nous examinons, le 26 juin 1892, le malade G. L..., âgé de 19 ans. Il y a deux ans, il a eu une première attaque de rhumatisme généralisée à toutes les articulations, même aux vertébrales ; les épaules seules sont restées indemnes. Elle a duré un an avec quelques rémissions. Les genoux sont restés ankylosés, et le malade ne marche qu'avec des béquilles. On aurait trouvé au début de son attaque les signes d'une lésion du cœur.

Demi-couché : on entend à la pointe un tout petit souffle systolique, quelquefois imperceptible ; le deuxième temps est net. Les autres orifices n'ont rien d'anormal.

Couché horizontalement : le souffle est continu, plus fort ; il semble se faire avec un renforcement systolique, et un petit souffle présystolique. Le deuxième temps est toujours net ; cependant il est souvent presque dédoublé à la base.

Relevé, jambes à 30° environ : souffle présystolique léger, souffle systolique assez fort ; pas de dédoublement du deuxième temps à la pointe, avec même caractère que précédemment à la base.

III. — Souffle présystolique rendu distinct et dédoublement.

Le malade B... dit P..., âgé de 58 ans, et couché au lit n° 5 de la salle Larochefoucauld, à Laënnec, présente une double lésion mitrale d'une très grande variabilité d'intensité suivant les époques ; au point que lui-même nous dit, avec un certain orgueil, avoir servi d'énigme à bien des médecins et à bien des candidats.

La première fois que nous l'examinons, le 17 mai 1892, voici ce que nous constatons :

Demi-couché : bruits assez sourds ; à la pointe, souffle systolique prolongé ; deuxième temps peu nettement dédoublé.

Couché horizontalement : bruits sourds mais mieux frappés ; souffle systolique précédé d'un léger souffle présystolique ; le dédoublement apparaît.

Relevé entièrement : tous les signes précédents sont plus intenses, bien distincts, bien scandés ; on a le ryhtme complet de la double lésion mitrale.

Nous avons revu ce malade une seconde fois, le 21 juin. Il venait de rentrer à l'hôpital pour une menace d'asystolie. Dès qu'il s'agite vivement, il est pris de battements violents et rapides du cœur et d'étouffements.

Demi-assis : les bruits sont excessivement sourds ; c'est tout au plus si on les perçoit suffisamment un peu en dehors du mamelon. Le premier temps semble prolongé et le deuxième parfois dédoublé.

Le malade ne voulant pas se soumettre à l'attitude relevée à cause de son anhélation, nous l'examinons en :

Demi-assis avec bras élevés seulement : bruits tout aussi sourds mais plus nets ; on distingue très bien un souffle présystolique, un souffle systolique et un dédoublement du 2ᵉ temps.

Une troisième fois nous avons examiné ce même malade le 26 juin. Le repos ayant amené une diminution marquée des phénomènes d'intolérance cardiaque, il veut bien se mettre en attitude relevée.

Demi-assis : bruits très sourds ; on entend un premier temps mal défini et un second temps bref, ayant quelque tendance au dédoublement.

Le malade ayant fait plusieurs oscillations avec le tronc, on entend bien le dédoublement et le souffle systolique, mais pas de souffle présystolique distinct.

Relevé, genoux pliés : souffle présystolique, souffle systolique et dédoublement bien scandés, bien nets.

IV. — Apparition d'un souffle systolique ; souffle présystolique rendu distinct ; renforcement du dédoublement.

A la Charité, salle Piorry, lit 20, nous examinons, le 10 mai 1886, la malade S. M..., âgée de 17 ans, ayant eu une attaque de rhumatisme il y a quinze jours.

Depuis quelques jours, l'externe entend de temps à autre un tout petit souffle systolique, outre les signes du rétrécissement.

Demi-couchée : à la pointe, 1ᵉʳ bruit sourd, prolongé ; dédoublement net du 2ᵉ temps ; souffle présystolique confondu avec le 1ᵉʳ temps. Le dédoublement augmente d'intensité à la base.

Relevée, genoux pliés, même au bout de cinq minutes : souffle systolique rude continu, souffle présystolique distinct, dédoublement très net. Le cœur s'est ralenti. Deux jours après, le diagnostic d'insuffisance mitrale a été confirmé dans le service.

V. — Renforcement du souffle systolique et du dédoublement ; Apparition du souffle présystolique.

A Laënnec, salle La Rochefoucauld, lit 1, le 16 avril 1892, nous auscultons le malade V... J.-B., âgé de 14 ans. On a toujours porté chez lui le diagnostic de double lésion mitrale. Mais il arrive souvent que par le repos et le traitement les signes de cette lésion deviennent peu perceptibles chez lui.

Demi-couché : dédoublement net du 2ᵉ bruit, souffle systolique très léger.

Couché horizontalement : dédoublement encore plus net, souffle systolique doux, souffle présystolique le précédant peut-être, car il y a renforcement systolique du souffle.

Relevé entièrement : petit souffle présystolique, souffle systolique en jet de vapeur mais peu fort, dédoublement très net. Le cœur s'est ralenti. Tous les bruits se sont renforcés.

VI. — Apparition du souffle systolique et du souffle présystolique.

Le malade B..., âgé de 17 ans, couché au lit 16 de la salle Grisolle, à Laënnec, a eu à 15 ans, une attaque de rhumatisme aigu qui a duré deux mois et s'est généralisée à presque toutes les articulations. Il y a un an, il a ressenti pour la première fois des palpitations. On a trouvé à plusieurs reprises chez lui, les signes d'une double lésion mitrale. Notre examen est du 26 juin 1891.

Couché : à la pointe, le 1ᵉʳ temps est prolongé plutôt que soufflant ; le 2ᵉ temps est dédoublé, surtout vers la pulmonaire, où nous n'avons pu retrouver un souffle cardio-pulmonaire méso-diastolique que nous avions constaté un mois et demi auparavant.

Relevé, genoux pliés : 1ᵉʳ temps nettement soufflant avec renforcement systolique faisant percevoir un souffle présystolique très léger : le dédoublement du 2ᵉ temps est très net à la pointe et à la base.

Chez ce malade, les battements réguliers en position couchée, sont devenus irréguliers au bout d'environ trois minutes en position relevée, en même temps le malade éprouve de la gêne respiratoire.

Tels sont les résultats que l'attitude relevée nous a fournis. Ils montrent que cette manœuvre dégage les bruits anormaux les uns des autres, tant parce que les révolutions cardiaques sont plus lentes que parce que l'intensité de chacun des bruits est augmentée. Le rythme est ainsi plus distinct, plus caractéristique de la lésion, et en outre, elle a eu l'avantage, dans bien des cas, de ne laisser aucun doute sur le souffle présystolique qui est apparu ou s'est renforcé.

LÉSIONS DE L'ORIFICE AORTIQUE.

Rétrécissement aortique.

Büchner seul a rapporté des observations relatives à la modification de bruits anormaux de l'orifice aortique par les positions du corps. Il s'agissait de rétrécissement de cet orifice.

I. — Disparition du souffle en position couchée.

Dans un premier cas, on entendait un souffle systolique très fort au foyer aortique, la malade étant debout ; le souffle n'existait plus ou était très faible, en décubitus dorsal. Dès que la malade se relevait, le souffle disparu reprenait son intensité première.

II. — Disparition du souffle en station verticale.

Dans le second cas, c'était l'inverse : le souffle systolique très fort à l'aorte s'entendait seulement en position couchée ; il disparaissait tout à fait en position debout.

Le rétrécissement aortique pur étant très rare, nous n'en avons rencontré qu'un. En voici l'observation :

I. — Renforcement du souffle systolique à l'aorte et timbre plus vibrant.

Le malade L. A..., âgé de 59 ans, couché au lit 8 de la salle Broussais, à Saint-Antoine, a eu une attaque de rhumatisme il y a trois ans. Depuis, il est impotent et peut difficilement se mouvoir.

Couché : base, au foyer aortique, le 1ᵉʳ temps est soufflant et métallique, il est allongé : le 2ᵉ temps est sourd. Les autres orifices paraissent intacts. Les bruits du cœur sont rapides. Le pouls est assez fort, bondissant.

Relevé, avec une seule jambe pliée : le 1ᵉʳ temps à la base est très métallique, vibrant, longuement soufflant : son timbre est très modifié ; il est caractéristique du rétrécissement. Le 2ᵉ temps reste sourd, mais avec soupçon de souffle. Les bruits se sont ralentis.

Insuffisance aortique.

Cette lésion n'est pas souvent bien pure ; elle s'associe

A.   7

généralement au rétrécissement ou à l'aortite. — Nous n'en avons trouvé que deux cas jusqu'à présent.

I. — Souffle devenu plus large mais moins musical en position relevée.

Le premier concerne le malade du service de M. Lancereaux, à l'Hôtel-Dieu. Nous en avons rapporté l'observation au paragraphe des exceptions à la loi de l'intensité suivant les attitudes.

II. — Apparition d'un souffle intens: au 2° temps à l'aorte.

Le deuxième cas a été présenté le 9 mai 1892 par le malade C..., couché au lit 11 de la salle Woillez, à Cochin.

Couché : on entend à la base, au foyer aortique, un 1er bruit sourd, et le second vibrant ; ce second bruit est fort, il est plutôt claquant ; on ne peut pas dire si les vibrations appartiennent à un souffle ou à un claquement vigoureux.

Relevé, avec genoux pliés : le 1er bruit reste sourd, il est plus fort. Le 2° bruit est très fortement soufflé ; il vibre en même temps, mais seulement au début. Le pouls qui était à 84 est tombé à 76.

Doubles lésions aortiques.

Ce sont celles que l'on rencontre le plus souvent. Elles se sont montrées telles que l'attitude relevée seule a permis, dans quelques-unes, d'établir fermement le diagnostic d'insuffisance aortique.

I. — Apparition d'un souffle diastolique à l'aorte.

A la Charité, salle Rayer, lit 3, le nommé P..., âgé de 52 ans, présente à l'auscultation en :

Position couchée : un souffle au 1er bruit à la base assez fort et un deuxième bruit sourd, peu claquant. Il était donc impossible de faire le diagnostic certain d'insuffisance aortique : on ne l'avait présumé dans le service qu'à cause de quelques signes fonctionnels de l'insuffisance aortique et aussi de la coïncidence habituelle du rétrécissement et de l'insuffisance.

Couché horizontalement ; le souffle du 1er temps se renforce et on commence à percevoir un souffle faible au 2° temps à la base.

Relevé entièrement, le souffle du 2° temps est très net, très distinct du souffle du 1er temps qui ne le couvre plus par son intensité.

Le cœur s'est ralenti et les signes d'une double lésion mitrale simultanée, tout en devenant plus nets, se sont mieux localisés à la pointe.

II. — Apparition d'un souffle diastolique à l'aorte.

Le 18 juin 92, nous examinons le malade P. C..., âgé de 67 ans, couché au lit 6 de la salle Bouley, à Necker.

Debout : on entend à la pointe un souffle systolique violent, à timbre musical caverneux ; il augmente d'intensité à mesure qu'on se rapproche de l'aorte où il est rugueux et musical. Le 2e temps est pur tant à la base qu'à la pointe et il n'y a pas d'arythmie.

Couché : le cœur ne bat pas plus doucement. Le souffle du 1er temps a les mêmes caractères sauf qu'il est plus intense, mais à mesure qu'on se rapproche de l'aorte le 2e temps paraît prolongé, peut-être même soufflant. Il est très fort, l'arythmie se montre.

Relevé, genoux pliés : le cœur ne bat pas plus vite que debout. Le souffle systolique piaulant est devenu très rude à l'aorte : le 2e temps est maintenant tout à fait soufflant, le souffle est même fort. L'arythmie est plus marquée.

III. — Apparition nette d'un souffle diastolique à l'aorte.

Le malade A..., âgé de 33 ans, est couché au lit 33 de la salle Grisolle, à Laënnec, pour des palpitations et des vertiges. Il a eu une violente attaque de rhumatisme il y a cinq ans et depuis lors s'est senti mal à l'aise. Examiné le 20 mai 1892, il présente en :

Position *demi-couchée :* outre un souffle systolique de la pointe et parfois un souffle mésosystolique extra-cardiaque, un souffle très fort systolique au foyer aortique ; le 2e temps à ce niveau est sourd, mal frappé, à peine soufflant. Le pouls est un peu irrégulier. On a fait dans le service le diagnostic d'insuffisance pour les mêmes raisons que dans l'observation I.

Relevée, genoux pliés : les battements sont un peu plus lents, 57 au lieu de 60 : le souffle systolique de la pointe est plus fort, le souffle extra-cardiaque s'entend presque à chaque systole et plus fort. A la base, le souffle du 1er temps à l'aorte est toujours très marqué, et le 2e temps est devenu très soufflant ; son souffle est assez doux et prolongé, il se détache bien du premier. Le pouls est irrégulier.

Relevée avec membres inférieurs à 40 degrés environ : le souffle du 2° temps à l'aorte est très intense; c'est bien un souffle d'insuffisance.

IV. — Souffle diastolique à l'aorte rendu tout à fait distinct du souffle systolique; renforcement de ces souffles.

Dans la même salle, au lit 1, est couché le nommé D. P..., âgé de 37 ans. Il porte le diagnostic de double lésion aortique et d'insuffisance mitrale; à notre examen fait le 23 avril 92, voici ce que nous observons en :

Position *couchée* : à la base, au foyer aortique, le 1er temps est soufflant, rude, râpeux même : le 2° est à peine soufflant, prolongé. Il est presque entièrement couvert par le souffle du 1er temps. A la pointe, les bruits sont sourds et semblent propagés; le 1er temps ne nous semble pas soufflé réellement à la mitrale.

Relevé entièrement : à l'aorte, le 1er temps est encore plus soufflé, plus rude, plus râpeux; le 2° est tout à fait soufflant. Il n'est plus couvert par le 1er et s'en détache très distinctement. Il existe un silence bien perceptible entre le 1er et le 2°, ce qui n'avait pas lieu en position couchée.

Ces souffles semblent moins propagés à la pointe et le 1er temps est encore moins soufflant à la mitrale. Chez ce malade, on n'obtient le pouls capillaire que par décompression de l'humérale et le double souffle crural que par l'attitude relevée.

De ces observations, il résulte que l'influence de l'attitude relevée sur les bruits des lésions aortiques est évidente. Ce qui frappe surtout c'est la manifestation ou le renforcement du souffle d'insuffisance, qui souvent combiné avec le souffle du rétrécissement presque toujours rude et violent, est aussi à cause de sa légèreté à peine marqué ou complètement caché en décubitus dorsal. Cette confusion des deux souffles est plus facile à faire quand on se sert du stéthoscope. Il nous a paru même, dans plusieurs cas où le souffle systolique était intense en position couchée, que la position relevée l'atténuait un peu, ce qui permettait de mieux percevoir le souffle diastolique. De plus, malgré la plus grande intensité des souffles aortiques en position relevée, ils semblent se propager bien moins du côté de la pointe que de la clavicule droite.

Insuffisance tricuspidienne.

En 1877, déjà M. Cuffer avait montré par plusieurs observations la disparition du souffle de cette lésion en position assise et sa réapparition en position couchée.

Voici deux observations parmi celles que nous possédons :

I. — *Apparition d'un bruit de souffle à la tricuspide disparu depuis plusieurs jours.*

Le 27 mai nous avons examiné, à l'hôpital Bichat, dans le service de M. Lacombe, un malade atteint d'insuffisance mitrale qui venait de terminer une attaque d'asystolie. Pendant celle-ci on avait entendu un souffle d'insuffisance tricuspide très net. Il avait disparu depuis plusieurs jours au moment de notre examen en même temps que les autres signes d'asystolie.

En position couchée : on entend un souffle systolique à la pointe, propagée à l'aisselle et non à la pointe de l'appendice xyphoïde. Le foyer de la tricuspide laisse entendre deux bruits bien nets et réguliers. Rien ailleurs.

En position relevée : outre le souffle systolique mitral renforcé, on entend un souffle systolique au foyer tricuspidien assez fort. Les battements du cœur sont devenus irréguliers.

II. — *Apparition d'un souffle systolique tricuspidien disparu depuis quelques jours.*

A l'hôpital Laënnec, à la salle Broca, au lit n° 8, est demi-assise, la malade T. V., âgée de 44 ans. Elle vient d'avoir une attaque d'asystolie à la suite de son insuffisance mitrale non compensée. Pendant son attaque, on percevait un fort souffle tricuspidien. Il a disparu presque totalement le jour où nous l'examinons, 22 juin 1892.

Demi-assise : le pouls est à 102, régulier, la respiration à 30. A la pointe on entend un souffle systolique peu rude. Nous n'entendons rien à la tricuspide, bien que les bruits soient forts et vigoureux.

Demi-couchée avec genoux pliés et bras soutenus et élevés à

45° environ. (La malade ne peut supporter une plus grande élévation), le pouls est à 102; il y a de l'arythmie et la respiration monte à 35.

Le souffle systolique mitral est plus marqué et il apparait à la tricuspide un souffle systolique très fort.

Ces observations sont pleinement corroborées par celles de M. Cuffer. — Il y a cependant une différence due à l'attitude : la position couchée ne faisant pas réapparaître aussi sûrement, et aussi longtemps après qu'il a cessé d'être entendu, le souffle de l'insuffisance tricuspide.

L'attitude relevée est encore là une preuve du retour à la compensation. Tant que l'on peut faire réapparaître avec son aide le souffle tricuspidien, on est assuré que le cœur droit est insuffisant et que la circulation pulmonaire est entravée. Quand on ne peut plus entendre de souffle tricuspidien, c'est que la compensation s'est établie.

Péricardite sèche.

Le diagnostic de la péricardite sèche est souvent très difficile, et c'est pour ce diagnostic qu'on emploie principalement l'influence des attitudes. C'est la position assise et penchée en avant qui est la plus favorable. Dans cette position, le cœur porté en avant contre la paroi thoracique, détermine par ses mouvements, des frottements plus énergiques entre les deux feuillets rugueux du péricarde. Cette attitude si opposée à la relevée nous avait fait penser *a priori* que les bruits péricardiques devaient disparaître dans celle-ci. Il n'en est rien, du moins pour les cinq cas que nous avons eu à examiner. Bien au contraire; tous les signes de la péricardite se sont montrés plus intenses, plus distincts les uns des autres, et le caractère mésosystolique et mésodiastolique que M. le professeur Potain a reconnu avec juste raison aux frottements péricardiques, a été des plus faciles à percevoir, grâce au ralentissement ordinaire du pouls.

I. — *Apparition d'un bruit de frottement rude au 2° temps; renforcement des autres signes.*

A la salle Chauffard de l'hôpital Necker, au lit 23, se trouvait couché, le 18 juin 1892, le malade Ch..., âgé de 17 ans, pour une attaque de rhumatisme dont le début remonte au milieu d'avril et terminée fin mai. Auparavant il avait eu une première attaque, en février 1892. Dans le cours de la dernière attaque est survenue une péricardite, dont les signes se sont très atténués peu à peu, au point qu'on ne constate plus dans le service que le frottement du 1er temps, outre un souffle mitral systolique.

Demi couché: pouls à 74. — A la pointe, on entend un souffle systolique avec renforcement mésosystolique; ce bruit est très fort. Il est en jet de vapeur, surtout à la pointe, et se propage très bien à l'aisselle avec cette tonalité. En dedans du mamelon, il est plutôt rugueux, plus superficiel et on l'entend très fort au niveau de la pulmonaire et bien moins à l'aorte. Au 2° temps, le bruit est sec, bref; il semble être suivi d'un autre petit bruit plus doux, qu'on n'entend pas à l'aisselle, mais qu'on entend mieux à la base. Plusieurs ne le perçoivent pas du tout.

Relevé, genoux pliés: pouls à 64. Le souffle systolique s'entend encore mieux à la pointe et à l'aisselle; on entend distinctement dans tout le reste de la région précordiale un premier bruit sourd accompagné d'un frottement très rugueux, surtout à la pulmonaire et à la base. Nous entendons, avec ceux qui ne l'avaient pas perçu, un frottement rude, intense, qui suit le 2° temps, lui-même dédoublé à la région pulmonaire. Le rythme est alors: p-fou, t-tac vou; p-fou, t-tac vou.

II. — *Renforcement des deux frottements devenus nettement mésosystolique et mésodiastolique.*

Le 12 juin 1892, nous avons eu à ausculter à l'hôpital Saint-Antoine, salle Broussais, lit 19, un malade, C..., âgé de 17 ans, ayant eu plusieurs attaques de rhumatisme et une péricardite dont il reste des traces.

Demi-couché: pouls à 82. A la pointe, le 1er temps est soufflant, assez fort, propagé à l'aisselle; il possède un renforcement mésosystolique assez net. Le 2° temps semble double; la première partie est brève, la deuxième souffle. Ce bruit est superficiel, il est assez aigu ; il devient plus sourd et plus fort à la partie moyenne du cœur. — A la base et surtout à la pulmonaire ces deux frottements sont plus intenses.

Relevé entièrement : pouls à 82. A la pointe : souffle systolique avec renforcement mésosystolique très fort ; le souffle systolique est piaulant à l'aisselle. — Le 2ᵉ temps est dédoublé ; la première partie claque vivement, la seconde est un frottement rude qui s'entend sur tout le cœur, et surtout à la base. Ce bruit de frottement n'est plus aigu à la pointe, il est grave partout, mais rugueux, râpeux.

Le malade étant *assis :* le cœur se précipite et, en dehors du souffle du 1ᵉʳ temps, il est difficile de percevoir ce qui se passe au 2ᵉ temps qui est sourd.

III. — Renforcement des deux bruits de frottements avec netteté de leur caractère mésosystolique et diastolique ; grande extension des frottements.

Même hôpital, même salle, même date, est couché au lit 5, le malade N...., âgé de 30 ans. Il a eu une première attaque de rhumatisme en 1874, qui a été fort longue ; sa deuxième attaque date de mars 1893.

Depuis 1874 il a des palpitations et de l'essoufflement aux exercices, ce qui s'est accusé davantage depuis sa dernière attaque.

Demi-couché : pouls à 76. A la pointe : 1ᵉʳ temps rude, accompagné d'un bruit rugueux en mésosystole, perceptible vers le milieu de la région du cœur. Le 2ᵉ temps est pur. A la base, 1ᵉʳ temps assez faible ; 2ᵉ bien frappé : après lui vient un souffle léger superficiel, descendant le long du bord droit du sternum.

Relevé : genoux pliés ; pouls à 78. A la pointe : 1ᵉʳ temps rude, comme dédoublé, donnant à la révolution cardiaque le rythme du galop ; 2ᵉ temps, bien frappé, suivi d'un petit bruit rude, surtout au dessus de la pointe. A la base : 1ᵉʳ temps rugueux très fort, dédoublé ; 2ᵉ temps, avec bruit rude en mésodiastole.

Relevé entièrement : Sur toute la région du cœur on entend très fort le frottement mésosystolique et le frottement mésodiastolique du 2ᵉ temps. A la palpation on sent le choc de la pointe et un frémissement qui se fait à son retour.

Assis penché en avant : on entend bien les frottements, surtout à la base et au dessus du mamelon.

La conclusion de ces faits, c'est que l'on peut établir, en combinant les attitudes relevée et assise penchée en avant, un diagnostic plus sérieux et plus complet de la péricardite sèche. De ce que l'attitude intermédiaire, c'est-à-dire le décubitus dorsal, atténue les bruits de frottement, tandis que les deux autres les exagèrent, on a là un moyen différentiel avec les autres bruits anormaux du cœur qui s'accentuent quand on passe de la position debout à la position assise, puis en décubitus dorsal et enfin à la position relevée. De plus, l'attitude relevée rendant les mouvements du cœur beaucoup plus amples, les frottements se détachent mieux des bruits normaux du cœur et peuvent s'entendre sur presque toute la région précordiale, phénomène exceptionnel dans les bruits pathologiques intra-cardiaques.

Bruits extra cardiaques, cardio-pulmonaires.

C'est pour le diagnostic de ces souffles que l'influence de l'attitude a été surtout utilisée. Au début des recherches sur ces bruits il semblait que certaines attitudes étaient décisives. Un souffle de la pointe qui disparaissait ou s'atténuait en position assise et penchée en avant, et qui au contraire se produisait ou s'accentuait beaucoup en décubitus dorsal, devait appartenir au groupe des bruits extra-cardiaques.

Nous avons rapporté à l'historique ce que pensaient MM. Potain et Rendu à ce sujet. Voici ce qu'ils ajoutent :

Pour moi, si je m'en rapporte aux faits que j'ai pu étudier, il me semble que les souffles modifiables peuvent se partager en deux groupes : l'un, assez restreint, comprenant un certain nombre de cas dans lesquels, pour des raisons encore à déterminer d'une façon plus précise, les souffles produits par des lésions organiques du cœur se modifient avec la position du malade ; l'autre, de beaucoup le plus nombreux et en général où l'influence de la position est beaucoup plus manifeste, celui des souffles extra-cardiaques pulmonaires. Pour ces derniers, c'est la règle qu'ils s'atténuent ou disparaissent quand on fait passer le malade de la position horizontale à la position assise ou debout. Les bruits organiques, au contraire, le plus souvent ne sont pas modifiés par le changement de position, ou s'ils le sont ne le sont que légèrement, et ne disparaissent d'une façon absolue que dans des cas exceptionnels.

Nous avons tenu à faire cette citation tout au long pour montrer ce qu'il faut penser, après les preuves contraires que nous en avons données, de l'assertion de MM. Potain et Rendu, au sujet des souffles organiques. Quant à ce qui a trait aux souffles extra-cardiaques, tout le monde s'est accordé jusqu'en 1877, date du travail de M. Cuffer, pour le reconnaître comme vrai. Même plus tard, il a paru plusieurs thèses, où le caractère de disparition ou d'atténuation marquée du souffle en attitude assise, était considéré comme pathognomonique. Cuffer, comme nous l'avons déjà vu, a complètement infirmé cette idée. Voici en effet les conclusions de son travail :

Les souffles valvulaires, aussi bien que les souffles extra-cardiaques se modifient en s'atténuant lorsque l'on fait passer le malade de la position couchée à la position assise et penchée en avant. On ne peut donc pas s'appuyer sur cette modification pour faire le diagnostic des souffles extra-cardiaques. Cependant, l'influence du changement de position est beaucoup plus accentuée pour les souffles extra-cardiaques.

A notre avis, cette différence est encore exagérée entre les deux sortes de souffle ; car nous avons rencontré plusieurs souffles extra-cardiaques qui s'entendaient très bien en station debout, alors que des souffles organiques avaient disparu entièrement dans cette attitude.

Pour bien comprendre toutes ces contradictions apparentes, il faut considérer surtout l'intensité du souffle. Un souffle extra-cardiaque faible en position couchée pourra disparaître en position assise ou debout, ou même couchée sur le côté droit ; tandis qu'un souffle intra-cardiaque de même intensité pourra au contraire persister quoique très

affaibli en attitude verticale. Mais quand il s'agit de
souffles assez intenses pour être facilement perçus, nos
observations ne nous permettent pas de différencier celui
qui est organique de celui qui ne l'est pas par l'attitude
seule. Il faut alors faire appel à d'autres signes et en particulier à un signe que M. le professeur Potain a parfaitement mis en lumière : nous voulons parler du caractère
mésosystolique à la pointe, mésodiastolique à la base des
souffles extra-cardiaques. Ce caractère qui n'est pas suffisamment utilisé pour le diagnostic est le seul, qui, avec la
superficialité du bruit et sa localisation restreinte, puisse
permettre de se prononcer. Il est vrai qu'il est souvent
difficile de dire si un souffle est mésosystolique ou systolique, surtout quand le cœur bat vite. Mais quand il bat
vigoureusement, ce qui est le cas ordinaire, et l'origine
même du souffle, et avec lenteur, on se trouve dans la
meilleure situation pour apprécier le moment de son apparition. On pourrait alors hésiter avec un bruit de frottement péricardique. Mais celui-ci est généralement double
et il est rude, rugueux, grave, tandis que le souffle extra--
cardiaque est soufflant, doux, souvent humé, et aigu.

Ce sera donc sur le moment de production du souffle
qu'il faudra baser surtout son diagnostic, en tenant
compte bien entendu de tout ce que l'examen du malade
peut fournir à ce sujet. Puisqu'il en est ainsi, tout procédé qui permettra de ralentir les battements du cœur,
tout en leur conservant leur vigueur, sera un bon moyen
de diagnostic. Ce que nous avons déjà dit à ce propos de
l'attitude relevée abrège notre démonstration. Elle ralentit les battements du cœur et en accroît l'énergie. Elle
facilite donc la connaissance de tous les éléments de la révolution cardiaque, et plus particulièrement dans ce cas,
la localisation du bruit anormal dans le temps. Et cela
est d'autant plus précieux, que les souffles extra-cardiaques se rencontrent généralement chez des individus

dont les battements sont rapides. Nous verrons que c'est précisément dans ces circonstances que les attitudes ont le plus d'action sur la fréquence du pouls.

Nous ne voulons pas rapporter d'observation de souffle extra-cardiaque, modifié par l'attitude assise ou debout. Le fait est trop connu. Nous ferons exception pour celle de Schmidt, que nous plaçons ici, contrairement à Cuffer qui admet qu'il s'agissait d'une insuffisance mitrale.

Un malade, qui avait des palpitations, éprouvait une grande peine à rester couché sur le dos ou à se pencher en avant. Au moment où Schmidt l'examina, il y avait de la *fièvre*. Il trouva de la voussure précordiale, et une matité cardiaque étendue. La pointe battait violemment et sur une large surface.

En position *couchée*, existe au premier temps un bruit de souffle très intense, prolongé, mais sans rudesse. Le second temps est fort. Le bruit de souffle se propage en s'affaiblissant vers l'orifice aortique.

En position debout. Le souffle disparaît.

L'expérience ayant été refaite plusieurs fois, le même phénomène se reproduisit.

Devant l'intégrité de la circulation d'une part, l'hypertrophie et la violence des battements du cœur, d'autre part, Schmidt se demande à quel diagnostic il doit s'arrêter. Il conclut cependant à un souffle inorganique analogue à celui des chlorotiques. Le malade amélioré par le traitement, eut des périodes où ses palpitations cessèrent ; alors on n'entendait plus le souffle même en position couchée, ce qui confirmait son diagnostic.

Outre les bruits extra-cardiaques relatés dans les observations de double lésion mitrale et d'insuffisance aortique, voici deux autres cas de ces bruits examinés dans le service de M. le professeur Potain, à la salle Piorry, Charité.

I. — Caractère mésosystolique du souffle extra-cardiaque bien mis en évidence ; renforcement.

La malade H. M..., âgée de 44 ans, venue du dehors, présente en :
Position *couchée* : à la pointe un souffle systolique assez faible.

En dedans de la pointe existe un souffle énorme à apparence de frottement, difficile à distinguer d'un souffle tricuspidien : il est peu nettement mésosystolique.

Relevée, genoux pliés : pouls ralenti ; souffle systolique plus intense, propagé à l'aisselle. Le souffle en dedans de la pointe est encore plus considérable ; il produit des vibrations auriculo-métalliques : il est nettement mésosystolique.

II. — Caractère mésosystolique bien mis en évidence ; claquement diastolique du ventricule droit plus fort et bien localisé ; renforcement.

La malade B. M..., au lit 5, examinée le 10 juin, est atteinte de chlorose.

Demi-couchée : souffle entendu dans toute la région précordiale, plus marqué au-dessus de la pointe, superficiel, léger, peu nettement mésosystolique ; 2ᵉ temps dédoublé à la pointe, peu ou pas à la base.

Relevée, genoux pliés : pouls bien ralenti ; le souffle est plus fort, plus localisé au-dessus de la pointe, tout à fait mésosystolique ; le dédoublement du deuxième temps est exclusivement à la pointe, un peu au-dessus et plutôt à droite de celle-ci. A la base le 2ᵉ temps n'a pas trace de dédoublement, il claque très fort.

Bruit de galop dans le mal de Bright.

Tous les cas de mal de Bright que nous avons examinés, et qui possédaient un bruit de galop, soit net, soit atténué, soit disparu depuis quelques jours, ont présenté une remarquable accentuation du phénomène cardiaque en position relevée. A ce titre, nous allons rapporter l'observation suivante qui est typique.

III. — Bruit de galop rendu très manifeste ; cessation par l'abaissement des bras ou des membres inférieurs.

Le 25 mai, le malade P., âgé de 25 ans, couché à la salle Grisolle, lit 1, à Laënnec, est examiné par nous. Il y a 3 ans, il a eu une fièvre typhoïde. Depuis il n'a cessé d'uriner abondamment. Il y a 3 mois il a commencé à ressentir des douleurs à la région lombaire et des palpitations. La polyurie est devenue plus grande.

Demi-assis : à la pointe 1ᵉʳ temps prolongé ; 2ᵉ temps double, souvent triple, avec rythme de bruit de galop, mais en petit.

Demi-couché : 1ᵉʳ temps plus prolongé ; 2ᵉ temps dédoublé plus nettement. Ces 2 bruits sont plus forts. Le rythme du galop s'accentue.

Couché horizontalement: le galop est encore plus marqué, le pouls s'est peu ralenti.

Relevé entièrement: c'est le type classique du bruit du galop très intense. Ce n'est que dans les deux dernières positions que d'autres ont pu entendre le bruit de galop.

Le corps étant horizontal: au moment du relèvement des bras, le bruit de galop augmente d'intensité, les dédoublements sont très distincts les uns des autres. Dès qu'on les baisse, le bruit de galop *cesse;* il reprend graduellement au bout d'un tiers de minute environ.

Au moment du relèvement des membres inférieurs seuls, le bruit de galop est plus vite intensifié qu'avec les bras. Dès qu'on les baisse, le bruit de galop *cesse* pour ne reprendre qu'au bout d'une demi-heure et plus, plus tard qu'après l'abaissement des bras.

Anévrisme de la crosse de l'aorte.

Nous n'avons pu en examiner que deux, seuls ils pouvaient se prêter à l'attitude relevée.

I. — Nulle modification par l'attitude relevée.

Dans un premier cas (Malade du service de M. Dieulafoy, 5 juin 1892); les signes d'auscultation en position assise et couchée, et relevée avec genoux pliés sont restés nuls, quoique dans cette dernière, les bruits normaux soient devenus forts, tout en restant assez sourds.

II. — Apparition du souffle diastolique dans l'attitude relevée exclusivement; renforcement des battements expansifs.

Dans le deuxième cas, les résultats ont été bien meilleurs. Il faut dire que le diagnostic n'avait pas, pour ainsi dire, besoin de ce supplément d'information.

Hôpital Broussais, salle Delpech, lit 13. L..., âgé de 51 ans, serrurier, 7 mai 1892. Le malade ne peut plus travailler à cause d'une oppression qui survient au moindre effort. Il sent des battements violents au niveau du cœur et surtout près de la clavicule droite.

Couché : choc de la pointe très vif; hypertrophie du cœur ; à la pointe les bruits sont nets, violents. Au 3e espace intercostal droit, qui semble élargi, on perçoit par la vue et par la main des battements assez forts et en même temps un frémissement systolique ;

on y entend un souffle systolique assez rude, prolongé. Le 2e temps est pur et claquant surtout au foyer aortique même. A ce niveau la matité est très large. Le pouls radial est très fort, bondissant, égal des deux côtés.

Demi-couché.

Relevé, genoux pliés.

Relevé : genoux pliés. Les bruits sont ralentis et très renforcés à la pointe. A la base, outre le souffle systolique dont nous n'avons pas pu déterminer les changements d'intensité, on entend un souffle très net au 2e temps, qui n'existe pas à la pulmonaire. Les battements expansifs sont très violents, ce que démontre le sphygmographe appliqué en guise de cardiographe. On perçoit un frémissement aux 2 temps. Le pouls semble plus fort à droite.

Nous avions déjà fait la remarque, chez un malade de M. Le Dentu, à Necker, que les frémissements et les souffles étaient plus intenses en attitude relevée dans l'anévrisme artérioso-veineux de la fémorale. Ce en quoi nous sommes d'accord avec Sydney Ringer, qui aurait observé pareille chose pour l'attitude couchée.

Nos observations s'arrêteront là. Nous aurions pu indiquer déjà quelques résultats obtenus par l'attitude relevée dans la myocardite et l'aortite, mais nous préférons attendre de plus nombreuses observations pour nous prononcer. Quant au rétrécissement pulmonaire, nous n'en avons pas parlé. Cela tient au peu de certitude des diagnostics portés sur les cas que nous avons examinés.

CHAPITRE VI

LES ATTITUDES ET LA FRÉQUENCE DU POULS DANS LES MALADIES DU CŒUR.

Historique. Règles qui président aux modifications du pouls par les attitudes chez les cardiaques. La tonicité cardio-vasculaire et la rupture d'équilibre. L'attitude *relevée* peut tout comme le décubitus dorsal ou la compression des artères crurales ne pas produire de ralentissement et au contraire une accélération du pouls chez certains cardiaques. Valeur du signe de l'absence de ralentissement pour le pronostic de l'asystolie, l'épreuve de l'état de compensation du cœur, et le diagnostic du mal de Bright.

Historique.

De même qu'il existe des exceptions rares, il est vrai, à la loi de l'accroissement d'intensité des bruits du cœur par les attitudes, de même, il en existe, mais ici très nombreuses, à la loi de fréquence. Et du reste chez des individus à cœur tout à fait sain, comme Guy l'a montré, on peut souvent rencontrer des infractions à la loi de fréquence. Les différences de pulsations peuvent n'atteindre chez eux que 1 à 2 dans diverses attitudes, elles peuvent être nulles ou même négatives, c'est-à-dire que la position où doit se produire un ralentissement cause au contraire une *précipitation*. Bien que ces infractions pour ainsi dire physiologiques soient assez multipliées, elles ne le sont pas autant que chez les cardiaques.

Graves (1838) est le premier à avoir fait cette observation. Il avait remarqué que certains cœurs ne modifiaient pas du tout ou d'une façon insignifiante, leur vitesse par les changements d'attitude :

« Je n'ai trouvé, dit-il, que six cas faisant exception à la loi des attitudes ; ces malades avaient une dilatation hypertrophique du cœur. »

Cette invariabilité du pouls suivant les attitudes, Graves, qui ignorait que c'était affaire de tension, l'attribue, avec juste raison, à ce que le cœur hypertrophié soustrait ses contractions à toute cause modificatrice.

Sydney Ringer (1861) avait certainement trouvé, lui aussi, des cardiaques chez qui la fréquence des battements n'était pas modifiée par l'attitude, puisqu'il énonce cette règle :

« Quand le pouls ne change pas de fréquence, les bruits anormaux ne sont pas plus forts dans une position que dans l'autre. »

Mantegazza, comme Graves, avait constaté aussi l'absence de ralentissement en position couchée. Il avait observé, en outre, la précipitation des battements et cela chez les malades atteints de lésions valvulaires du cœur.

Comme nous l'avons déjà vu, **Gowers (1874)**, non plus, n'a pas reconnu la justesse de la règle de Sydney Ringer. Il a observé, en effet, des cardiaques dont le pouls loin de se ralentir en position couchée était plus fréquent, de 10-12 pulsations et davantage à la minute, et cependant les bruits normaux et anormaux du cœur étaient très exagérés dans le décubitus dorsal. — Une de ses observations est très explicite à cet égard. — Chez une jeune fille de 17 ans, atteinte à plusieurs reprises de chorée, et qui souffrait d'un rétrécissement mitral, le pouls se montra toujours plus fréquent en position couchée. Alors que dans plusieurs examens, la malade étant debout, le pouls battait entre 80 et 86 à la minute; dans les mêmes examens, la malade étant couchée, il y avait de 96 à 120 pulsations. Si, même couchée, la malade s'asseyait un peu dans son lit, le pouls se ralentissait aussitôt. Et cependant, le souffle présystolique absent en position debout était des plus nets en position couchée.

Cuffer (1877), étonné des faits rapportés par Gowers et ignorant probablement les expériences de Guy, n'admet pas que le cœur puisse battre plus vite en position couchée que debout. Il ne semble pas admettre, non plus, qu'il ne puisse pas y avoir de ralentissement en position couchée, tant cela lui paraît contraire à la loi de Marey sur les attitudes. D'ailleurs, dans quelques-unes de ses observations, où les chiffres manquent, il aurait constaté toujours le ralentissement en position couchée.

A son tour, **Spengler** (1887), dans ses recherches sur l'effet des variations d'attitudes sur le pouls, a vu que des individus à cœur hypertrophié avait des pulsations aussi fréquentes, debout, assis et couchés.

Enfin, tout récemment **Luzzato** (1890) a étudié l'influence des attitudes sur la fréquence du pouls spécialement chez les cardiaques. Ses résultats sont tout à fait d'accord avec ceux de Graves. Tout en admettant que l'hypertrophie est cause de l'invariabilité du pouls, il pense que celle-ci est due aux altérations du système circulatoire périphérique. Pour Luzzato, plus le système est altéré, moins l'attitude aurait d'influence sur le pouls ; ainsi chez les athéromateux. Pour ce qui est des lésions valvulaires, Luzzato a bien vu que moins le cœur était compensé, moins il y a de différence du pouls suivant les positions. C'est de là qu'il tire cette conclusion : l'issue fatale est d'autant plus proche qu'il y a moins de différence dans le pouls. Et sa conclusion générale est que l'examen du pouls, par les positions du corps, doit servir d'épreuve pour la connaissance du système circulatoire périphérique.

Règles qui président aux modifications du pouls par les attitudes chez les cardiaques. La tonicité cardio-vasculaire et la rupture d'équilibre.

Que faut-il penser de ces contradictions dans les faits et les opinions? D'après nos propres recherches, il est hors de doute qu'il peut y avoir absence de ralentissement et même précipitation du cœur en position couchée, et cela bien plus souvent chez les cardiaques, comme le prouvent quelques cas de Luzzato, que chez les individus bien portants. Si Graves, Spengler n'ont constaté l'absence de ralentissement que chez les gens à cœur hypertrophié, nous voyons, d'autre part, Mantegazza, faire cette même observation dans les lésions valvulaires du cœur. Luzzato, enfin, admet cette absence de ralentissement dans toutes les lésions du cœur; mais tandis qu'il accuse les altérations du système periphérique d'être la cause de cette perturbation dans la loi générale, Graves, au contraire, n'incrimine que le cœur. En comparant avec les nôtres, les faits apportés par ces différents auteurs, notre opinion basée sur les expériences physiologiques connues est que: *1° L'influence des attitudes sur le ralentissement s'exerce d'autant plus que l'élasticité et la contractilité des tissus de tout l'appareil circulatoire est plus grande; 2° Quand l'équilibre est rompu entre le système périphérique et le cœur, celui-ci ayant cédé, le pouls devient irrégulier, ce que n'ont pas vu les auteurs; et loin de se ralentir, reste invariable dans les différentes attitudes, et même s'accélère, d'autant que le cœur sera plus faible, se laissera plus distendre et forcer.*

La première de ces règles se rapporte à l'état sain où la tonicité musculaire du cœur étant parfaite, celui-ci est sensible aux variations de tension artérielle, cause initiale des modifications du pouls. Elle concerne aussi l'état scléreux du système cardio-vasculaire et l'hypertrophie du cœur, lésions généralement associées, dans lesquelles l'organe central, comme le dit si bien Graves, soustrait ses parois épaisses, inextensibles aux perturbations. L'action de la pesanteur quelque puissante soit-elle, laisse immuable le cœur et les vaisseaux. Et réellement, on ne peut admettre une modification dans le pouls, quand il ne s'en produit pas dans le système circulatoire, et dans la tension artérielle élevée, ce qui est le cas de l'hypertrophie du cœur. Nous faisons abstraction du système nerveux.

Cette même règle a trait aux lésions valvulaires bien compensées, lésions où le cœur ayant surmonté aisément l'obstacle est revenu quant à ses fibres musculaires, à un état très voisin de la santé. On comprend que le cœur redevenu sain puisse réagir sous les différentes attitudes et perturbations du système circulatoire tout comme s'il n'avait jamais été malade.

La deuxième règle vise les lésions valvulaires non compensées. Là, l'organe cardiaque ne peut surmonter l'obstacle intérieur et ceux que celui-ci a entraînés à sa suite. Il est insuffisant à sa tâche, *forcé*, en un mot. Les fibres sont malades, tiraillées, son système nerveux intrinsèque peut avoir subi des altérations. De sorte que, contraint à fonctionner cependant, il a des contractions irrégulières quant à la force et à la durée et plus rapides.

Ces règles et ces considérations vont être confirmées par les travaux de **Schapiro** et de **Cardarelli** et par nos propres observations. Ces deux auteurs ont, en effet, opéré sur des cardiaques, par la compression des artères, procédé analogue à l'élévation des membres.

Schapiro (1881) qui s'est servi, dans ses recherches, de la *compression digitale des fémorales*, a vu que lorsqu'on comprimait ces vaisseaux en position couchée, on amenait un ralentissement plus marqué chez les gens à cœur bien portant. Chez les individus à cœur malade, mais *dont la lésion est compensée*, il y a aussi ralentissement. Mais chez les cardiaques, *à lésion non compensée*, la compression des fémorales n'amène pas de ralentissement, et bien au contraire de la précipitation. C'est aussi ce qui arrive chez les individus dont le cœur a été touché par la fièvre typhoïde, la dégénérescence amyloïde, la cirrhose hépatique, l'hypertrophie.

De ces faits dûment constatés, Schapiro conclut : « Si, en position couchée, un malade cardiaque présente, par compression des fémorales, de l'absence de ralentissement ou de la précipitation des bruits du cœur, il faut craindre une attaque d'asystolie. »

Cardarelli arrive par la compression mécanique des fémorales à des résultats semblables, quoique moins généraux.

C'est après avoir eu connaissance du travail de Schapiro que nous avons pu ajouter foi aux observations contradictoires que nous avions faites dès le début de nos recherches avec l'attitude relevée. Nous avions été étonné des fréquentes exceptions à la loi de Marey. Chez les cardiaques, et dans notre esprit, ces fréquentes exceptions tenaient, sans aucun doute, à ce que, contrairement à Marey, nous nous adressions à des cœurs malades.

Sans entrer maintenant dans la discussion physiologique de l'influence de l'attitude sur la circulation chez les individus à cœur sain ou malade, nous devons dire, et cela est évident *à priori*, que la position relevée a une action analogue à la compression des fémorales. Cette action est même plus puissante, comme nous le verrons plus tard.

L'attitude *relevée* peut, tout comme le décubitus dorsal ou la compression des artères crurales, ne pas produire de ralentissement et au contraire une accélération du pouls chez certains cardiaques.

De cette analogie d'action, on pourrait déjà tirer les

mêmes conclusions que Schapiro : l'attitude relevée produirait chez les cardiaques non compensés une précipitation des bruits du cœur et devrait servir, par suite, à pronostiquer une attaque d'asystolie. Tout cela n'est pas entièrement vrai.

Il suffit d'examiner le tableau suivant de quelques-unes de nos observations :

	debout	assis	couché	relevé
Insuffisance mitrale.				
H. Légère asystolie, arythmie, faible dyspnée....................	»	»	60	61
Le même après administration de digitale, 8 jours après l'entrée........	»	»	50	46
H. Fin d'attaque d'asystolie, arythmie, dyspnée....................	»	»	95	81
H. Arythmie, dyspnée, sclérose cardiaque	»	»	74	79
F. Fin d'attaque d'asystolie............	»	»	102	102
H. Pas d'asystolie ni de menace........	93	»	58	56
H. id.	»	»	87	76
H. id.	»	»	63	65
H. id.	»	»	70	70
F. id.	»	»	97	97
Rétrécissement mitral.				
H. Pas d'asystolie ni de menace, légère arythmie couché, rien relevé......	»	»	50	56
F. Compensé.............................	»	»	108	116
F. id.	»	»	93	70
H. id.	»	»	80	72
H. id.	»	»	68	63
F. id.	»	»	92	80
F. id.	»	»	60	60
Double lésion mitrale.				
F. Asystolie légère, pas d'arythmie ni de dyspnée......................	»	»	60	61
H. Compensé...........................	48	»	45	42
Insuffisance aortique.				
H. Asystolie...........................	»	»	76	87
H. A peine compensé, arythmie........	»	»	60	57
H. Compensé, arythmie................	90	»	93	72
H. Compensé...........................	92	»	87	87
H. id.	81	»	76	80
H. id.	»	»	82	76
Rétrécissement aortique.				
H. Compensé, arythmie................	»	»	72	72
H. Compensé...........................	»	»	66	66

	debout	assis	couché	relevé
Double lésion aortique et insuffisance mitrale.				
H. Compensé..........................	*	*	102	96
Aortite chronique.				
H. Compensé..........................	92	*	80	97
Endopéricardite subaiguë au déclin.				
H. Arythmie à longues périodes........	*	*	80	82
H. Rien..............................	*	*	72	61
H. id.	81	*	76	*
H. id.	*	*	76	78
Mal de Bright.				
H. Compensé..........................	*	*	87	96
H. id.	108	*	78	88
H. id.	*	123	91	108
H. id.	*	*	75	78
Myocardite aiguë.				
F. Arythmie très marquée.............	*	*	63	72

D'après ce tableau où nous avons placé les cas avec asystolie légère ou menace d'asystolie sous la rubrique de la maladie du cœur, et les cas sans asystolie à la suite, on voit que, les cœurs non compensés présentent en général une augmentation de fréquence du pouls en position relevée, souvent même très accentuée. En cela nous sommes parfaitement d'accord avec Schapiro, Cardarelli et Luzzato. Nous devons être cependant moins absolu que le premier, puisque quelques malades, encore non compensés, présentent un même nombre de pulsations en positions couchée et relevée, et même, un nombre moindre en attitude relevée. Ces cas sont rares à la vérité, et lorsque l'asystolie est très proche, ou vient à peine de passer, l'attitude relevée détermine constamment une augmentation de fréquence du pouls. Ce tableau montre aussi que les cœurs bien compensés se ralentissent d'ordinaire sous l'action de l'attitude relevée, d'une façon même notable. Mais les exceptions sont assez fréquentes, et un certain nombre de cœurs bien compensés se sont précipités en attitude relevée.

Valeur de l'absence du ralentissement du pouls, pour le pronostic de l'asystolie, l'épreuve de l'état de compensation du cœur et le diagnostic du mal de Bright.

Ainsi nous ne pouvons pas conclure comme Schapiro : La plus grande fréquence des battements du cœur en attitude relevée n'est pas un signe pathognomonique de l'approche d'une attaque d'asystolie, c'est tout au plus un signe de présomption.

Mais il faut faire une distinction relative aux rapports du médecin et du malade.

Si un malade présente à chaque examen, en attitude relevée, un ralentissement de ses pulsations, et qu'un jour, ce ralentissement fait place à une accélération venue d'une façon progressive, alors on pourra presque à coup sûr prévoir une rupture d'équilibre entre l'organe central et la circulation périphérique. Ces mêmes signes, mais renversés, c'est-à-dire, le remplacement graduel de l'accélération par le ralentissement, seront au contraire l'indice d'un retour à la compensation.

Si au contraire on n'examine le malade qu'une fois et si l'on trouve chez lui une certaine accélération du pouls en position relevée, il est impossible de se prononcer sur l'imminence de l'asystolie. Néanmoins on pourra avoir une présomption d'autant plus grande d'une attaque prochaine, que le pouls se sera plus accéléré en position relevée.

Cependant pour porter un pronostic sur l'état de compensation du cœur d'après la fréquence du pouls, par les attitudes et aussi par la compression des fémorales, il ne faut pas tenir compte uniquement de l'écart de fréquence du pouls.

D'autres éléments qui sont très faciles à obtenir et à apprécier doivent entrer en jeu. C'est d'abord la régularité du pouls et ensuite la fréquence des mouvements respiratoires.

Un cardiaque peut avoir de l'accélération du pouls en attitude relevée et présenter en même temps soit un pouls régulier et une respiration normale, soit des battements arythmiques et nulle modification respiratoire, soit enfin de l'arythmie et une plus grande fréquence de respiration.

Les deux premiers cas n'indiquent pas d'une façon absolue la prochaine apparition de l'asystolie, le troisième en est au contraire la preuve certaine. Les conditions de ce dernier cas peuvent indiquer aussi qu'un malade récemment compensé par le repos, la digitale, ou tout autre médicament cardiaque, est encore au déclin de son attaque. Il suffirait d'une cause perturbatrice un peu prolongée pour ramener chez lui l'asystolie. Or, l'attitude relevée, la compression des fémorales, sont des causes éminemment perturbatrices, et leur application temporaire suffit à déterminer dans un appareil circulatoire en équilibre instable, une rupture temporaire de cet équilibre, une véritable attaque d'asystolie momentanée, caractérisée par des battements rapides et irréguliers du cœur et de la dyspnée.

Tel est le cas de la malade que nous montra M. Chauffard.

I

Tel est encore le cas d'un malade, âgé de 58 ans, entré à l'hôpital Laënnec, le 3 juin 1892. En position demi-couchée, on entendait un souffle intense au 1er temps à la pointe, signe d'une insuffisance mitrale. Les bruits étaient irréguliers, et le malade était alité parce qu'il était oppressé. — Au moment où nous l'examinons, son oppression est dissipée; son pouls battait 60 à la minute. En position relevée, les genoux pliés, l'oppression apparaît, les mouvements respiratoires sont plus rapides, l'arythmie est très augmentée; le pouls bat à peine plus vite, 61 à la minute. Le souffle mitral est devenu bien plus intense. — Les tracés sphygmographiques indiquent bien l'augmentation d'arythmie; tandis qu'en position couchée les pulsations les plus longues durent 0,8 et 0,85 de seconde et les plus courtes 0,5 de seconde ; en position relevée, les plus longues durent 1,08 et 1,15 et les plus courtes 0,58.

Ce même malade, examiné le 10 juin, après avoir été soumis à un traitement par la caféine, présentait, en position couchée, 50 pulsations à la minute, très régulières, et aucune dyspnée. En position relevée, le pouls tombe à 46 ; au bout de deux minutes, il devient légèrement irrégulier, et le malade accuse une certaine gêne respiratoire.

Chez ce malade, nous avons donc pu prévoir l'asystolie et le retour à la compensation.

II

Il en est ainsi chez une femme âgée de 44 ans, atteinte d'insuffisance mitrale et à peine remise d'une attaque d'asystolie. Cette femme, couchée demi-assise, au lit 8 de la salle Broca, à Laënnec, a des battements du cœur assez forts, ils sont réguliers et de 102 à la minute. La respiration se fait à raison de 30 inspirations par minute, ce qui déjà dénote, avec la fréquence du pouls, un certain embarras de la circulation pulmonaire. En la mettant demi-couchée, les genoux pliés, et les bras élevés à 45°, le pouls reste à 102, mais devient arythmique ; la respiration s'accélère jusqu'à 35 à la minute, et la malade éprouve une certaine gêne thoracique.

Nous pourrions multiplier les exemples d'influence de l'attitude relevée sur les cœurs à lésions valvulaires non compensées et compensées, au point de vue de la fréquence du pouls et de l'asystolie. Mais ceux-là suffisent.

Pour montrer d'ailleurs que l'accélération seule du pouls ne peut pas servir à la prévision de l'asystolie, et qu'il faut, en outre, avoir égard à son irrégularité et à la dyspnée, nous n'avons qu'à observer les attitudes diverses des malades qui sont sous la menace, en cours ou au déclin de l'asystolie.

Certains cardiaques, assis habituellement, entrent en asystolie dès qu'ils se couchent. Il en est de même qui doivent être assis sur le bord de leur lit, avec les jambes pendantes quand ils sentent l'approche de l'asystolie.

A ceux-ci il suffit de se coucher pour amener une explosion brusque et violente de l'attaque. Quant aux malades qui ne peuvent même pas rester assis, et sont condamnés à une station debout continuellement agitée, tout le monde se rappelle en avoir observé.

Cette conduite diverse des malades, en apparence insignifiante, est d'une importance pratique considérable, si on songe qu'un malade est d'autant plus gravement atteint et menacé d'une issue fatale, qu'il supporte avec plus de peine une attitude plus voisine de la verticale. C'est ainsi que l'on portera un pronostic moins fâcheux chez un cardiaque qui tolère aisément l'attitude couchée, que chez celui qui ne peut rester que demi-assis ou assis, et chez un cardiaque à qui l'attitude relevée, même assez prolongée, n'occasionne aucune gêne que chez celui à qui elle donne des étouffements, de l'angoisse thoracique, des battements cardiaques irréguliers et rapides.

On voit par là que les attitudes des malades eux-mêmes peuvent servir au pronostic de leur maladie, et que les attitudes qu'on leur impose, telle que la relevée, peuvent servir d'épreuve à l'état de compensation de leur appareil circulatoire malade. Cette méthode d'épreuve par les attitudes du cœur est au moins aussi sûre, et en tout cas plus pratique, que celle préconisée par Handfield Jones et Bloch.

La première consiste à examiner les tracés du pouls avant et après une marche assez longue et un peu rapide. Si après la marche, le pouls est devenu irrégulier, plus dur et bien plus fréquent, et si en même temps il est plus influencé par les mouvements respiratoires, on peut diagnostiquer une lésion du cœur.

La deuxième détermine la lésion du cœur par la comparaison des retards de la radiale et de la carotide quand le bras est baissé ou levé. Chez les gens sains, la différence entre les retards, bras levé et bras baissé, serait insignifiante ; chez les cardiaques, elle serait considérable et atteindrait jusqu'à 6/100 de seconde.

Si nous passons à l'examen de l'influence de l'attitude sur la fréquence du pouls dans chaque lésion valvulaire en particulier quand elle est compensée, nous verrons, bien que nos observations ne soient pas assez nombreuses pour permettre une opinion décisive que, en position relevée, il y a ralentissement dans les lésions mitrales, et plutôt accélération dans les lésions aortiques (1).

TRACÉS SPHYGMOGRAPHIQUES.

Ces résultats sont très intéressants, car ils sont pour ainsi dire en rapport étroit avec l'état de la tension san-

(1) Tous les tracés sphymographiques ont été faits avec l'appareil de Dudgeon.

guine et des ventricules dans ces diverses lésions valvulaires.

Si maintenant nous considérons les lésions du cœur non valvulaire et celles de l'appareil circulatoire périphérique, nous constaterons qu'en général la position relevée accélère ou ne ralentit pas le pouls dans : les myocardites aiguës ou subaiguës, dans l'hypertrophie cardiaque par mal de Bright, dans la sclérose. Ce sont précisément les cas où Graves et Schapiro ont constaté nettement l'effet inverse de la loi de Marey par l'attitude couchée ou la compression des artères crurales.

Mais ce qui nous a surtout frappé, c'est la presque constance avec laquelle l'attitude relevée accélère le pouls déjà très fréquent, dans le mal de Bright, et cela bien plus souvent que le décubitus dorsal, par rapport à la position assise ou debout : On pourrait donc par ce seul signe alors qu'il n'existe au cœur nulles traces de lésions valvulaires, diagnostiquer à la fois le mal de Brigh et l'hypertrophie. Ce signe cardiaque équivaudrait à celui de M. le professeur Potain, qui diagnostique presque à coup sûr le mal de Bright, quand il constate à l'aide de son sphygmomanomètre, la tension sanguine exagérée dans la radiale. On pourrait même aller plus loin, et dire que plus la fréquence du pouls est accrue en décubitus dorsal ou en attitude relevée, plus le mal de Bright est accentué; et aussi que l'accroissement de fréquence qui se fait déjà en décubitus dorsal indique une lésion plus marquée que celui qui ne se fait qu'en position relevée.

Bien que nous manquions d'observations à cet égard, il est probable que lorsque dans le mal de Bright, il s'ajoute à l'affollement du cœur en attitude relevée, de l'arythmie et de la dyspnée, on pourra prédire l'insuffisance du cœur et une attaque prochaine d'urémie.

Tels sont les résultats auxquels nous a fait parvenir

l'étude de l'influence des différentes attitudes sur la fréquence du pouls, chez les individus dont le cœur et la circulation sont lésés. En voici le résumé :

1º Chez les cardiaques bien plus souvent que chez les individus sains, on observe des exceptions à la loi des attitudes, c'est-à-dire que l'attitude qui doit ralentir occasionne au contraire une accélération du pouls.

2º D'ordinaire, il y a ralentissement quand les lésions valvulaires sont compensées, et en particulier quand ce sont des lésions mitrales. Il y a au contraire accélération quand les lésions valvulaires ne sont pas compensées, quand ce sont des lésions aortiques, quand il y a myocardite plus ou moins aiguë, sclérose cardiaque, hypertrophie du cœur, mal de Bright.

3º L'augmentation de fréquence dans une attitude qui devrait produire l'opposé doit faire penser d'autant plus à l'insuffisance du cœur et à ses conséquences, qu'elle est plus grande, qu'elle se produit dans une position plus éloignée de l'attitude relevée.

4º Ce pronostic d'insuffisance est presque sûr, quand à l'augmentation de fréquence, il se joint de l'arythmie et de la dyspnée.

PHYSIOLOGIE NORMALE ET PATHOLOGIQUE
DU RENFORCEMENT DES BRUITS DU CŒUR
ET DU RALENTISSEMENT DU POULS

CHAPITRE VII

PHYSIOLOGIE NORMALE ET PATHOLOGIQUE DU RENFORCEMENT DES BRUITS DU CŒUR.

Théories et explications des auteurs pour les bruits anormaux.

On ne sera pas surpris que ces phénomènes singuliers de disparition, d'affaiblissement ou d'augmentation dans les bruits pathologiques du cœur, aient exercé pour la découverte d'une explication plausible l'esprit inventif des auteurs qui les ont remarqués. Cependant quelques-uns, tels que Elliotson, Hope, Stokes, Skoda, Büchner, n'ont pas cherché de cause ou de théorie pour les cas qu'ils avaient observés. Par contre tous les autres ne s'en sont pas fait faute. Schmidt explique ainsi le cas qu'il rapporte :

Ce bruit temporaire trouve très facilement sa raison dans une hypertrophie excentrique du ventricule et de l'oreillette gauche. En effet, l'orifice mitral, bien que sain, ne peut parvenir à se fermer quand le ventricule est trop plein. Il y parvient lorsqu'il l'est suffisamment. Or, si les viscères abdominaux compriment peu le diaphragme et c'est ce qui arrive en position debout, le sang s'écoule facilement dans l'aorte descendante, le cœur pend plus verticalement, il s'allonge, la circulation devient moindre dans le poumon, et la valvule mitrale ayant un petit orifice peut se fermer. En position couchée les conditions sont opposées; les viscères abdominaux pressent contre le diaphragme, la respiration est difficile, le

cœur est peu vertical, le sang s'y accumule, et la valvule mitrale
éprouve de la difficulté à se fermer.

La systole qui se fait lentement, pousse avec peine la masse de
sang ; celle-ci pénètre par l'orifice mitral entr'ouvert ce qui cause
le bruit de souffle. A la fin de la systole, les valves mitrales ont pu
se rapprocher et le cours du sang systolique n'est pas assez fort
pour forcer l'orifice mitral maintenant fermé ; le bruit de souffle
cesse alors.

Cette explication, il l'applique au deuxième cas rapporté par Elliotson. Mais il ne peut résoudre ainsi le cas
rapporté par Stokes. Pour celui-ci, il admet une faiblesse
générale et une action inégale des différentes parties du
cœur.

En tous cas, il dit que toutes les fois qu'un bruit se
modifie par la position on peut être sûr qu'il s'est fait une
modification dans le mécanisme du cœur.

Comment comprendrons-nous qu'un bruit de souffle
devienne plus fort quand l'orifice par lequel reflue le
sang devient plus large ? cela est tout à fait contraire à
ce que l'on sait sur la genèse des souffles valvulaires. On
sait que toutes choses égales d'ailleurs, plus l'orifice est
petit, plus le souffle a un son intense et plus il est perceptible. Quant à l'allongement du cœur en station debout,
cela est purement hypothétique. Cependant Schmidt dit
vrai en annonçant que le sang s'accumule dans le ventricule en position couchée.

Ainsi Schmidt ne tient pas du tout compte de la variation de pression intra-cardiaque, d'énergie du cœur qui, il
est vrai, étaient mal connus à son époque. Il ne fait pas
non plus appel à l'action modératrice du nerf de la dixième
paire. Son explication étant purement spéciale à l'insuffisance mitrale, il ne peut expliquer les autres souffles.

Et d'ailleurs pourquoi essayer de critiquer la manière
de voir de Schmidt ? N'est-il pas presque certain qu'il
s'agissait, dans son cas, d'un souffle extra-cardiaque

apexien ou sus-apexien? La facile disparition de ce souffle intense en position assise ou debout, l'absence de troubles circulatoires fonctionnels, la disparition simultanée du souffle et des palpitations, la guérison rapide du malade tout concourt à faire penser qu'en effet il s'agissait dans ce cas d'un souffle inorganique, ne se passant pas, comme le suppose Schmidt, au niveau de la valvule mitrale, par insuffisance fonctionnelle, mais se passant entre le cœur et le poumon.

Nous avons déjà fait nos réserves sur les assertions de Sydney Ringer. Nous ne revenons au travail de cet auteur que pour constater ceci : Sydney Ringer a bien vu que l'exagération des bruits anormaux en position couchée était due à l'impulsion plus grande du cœur, à la force plus grande de la contraction cardiaque. Mais cela n'est pas suffisant. Il faut dire pourquoi la force de contraction cardiaque augmente, comment le souffle s'accentue ? Car si on n'analyse pas assez le phénomène, il est impossible de comprendre le renforcement du souffle présystolique, du dédoublement du 1er et du 2e temps, l'affaiblissement exceptionnel, c'est vrai, mais réel des bruits de souffle dans le décubitus dorsal, la réapparition de souffles disparus depuis un certain temps et l'apparition précoce, en position couchée, de souffles qui s'entendront plus tard en position debout.

Les explications d'Hutchinson sont des plus ambiguës ; il est impossible d'y trouver quelque chose qui laisse voir la façon de penser de l'auteur. L'intensité plus grande du souffle, en position couchée, pourrait tenir au plus grand frottement du sang à l'orifice des artères. Elle pourrait aussi tenir à ce que la respiration étant plus difficile, la circulation des vaisseaux pulmonaires est entravée, ou bien elle pourrait tenir encore à une insuffisance tricuspidienne. — On voit par là qu'Hutchinson ne pouvait s'expliquer la cause de ce renforcement.

Gowers, quoiqu'il n'ait fait aucune autopsie, admet comme explication du souffle présystolique renforcé, le mécanisme suivant : en station debout, le cœur suspendu aux vaisseaux de la base est soutenu par le diaphragme qui le supporte. L'orifice mitral est alors large, le sang poussé par l'oreillette s'écoule facilement et le bruit anormal ne se produit pas ou est peu marqué. Au contraire, en décubitus dorsal, le cœur n'est plus soutenu par le diaphragme, il tombe pour ainsi dire ; alors il s'allonge et l'orifice mitral devient plus étroit. Le sang poussé par l'oreillette, au moment de la présystole, trouvant un orifice étroit, se met à vibrer plus vivement et le bruit anormal se produit alors seulement ou devient plus fort, plus net. — N'est-ce pas curieux de voir que Schmidt suppose l'allongement du cœur et le rétrécissement de l'orifice mitral quand le sujet est debout, tandis que Gowers le suppose quand le sujet est couché ? Les raisons qu'ils en donnent sont aussi bonnes ou plutôt aussi mauvaises les unes que les autres. Et si déjà l'explication des souffles mitraux rencontrent deux opinions aussi opposées, quelles seront les hypothèses contradictoires que l'on pourrait faire à propos des souffles aortiques.

Mais Gowers ne se contente pas de l'explication précédente. Il croit qu'en station debout, la pesanteur favorise l'écoulement du sang de l'oreillette dans le ventricule, et par suite, celle-là n'a pas d'effort présystolique appréciable à faire pour chasser le reste de son contenu ; d'où faiblesse ou non existence du souffle présystolique. En décubitus dorsal, la pesanteur n'agit plus et l'oreillette est obligée à un travail plus considérable en présystole. Le sang chassé violemment produit le souffle présystolique ou l'accentue.

Cette dernière explication est certainement la plus plausible jusqu'à présent ; le mécanisme du renforcement de la présystole doit bien être celui là. Mais, vraiment, comment croire que la disparition de l'influence de la pesanteur sur une colonne de sang de 3 ou 4 centimètres au niveau de l'orifice mitral puisse produire un souffle présystolique et l'accentuer au degré dont parle Gowers ? N'est-il pas plus vraisemblable que cet effet est dû à une beaucoup plus grande diminution de l'action favorable de la pesanteur ?

Nous arrivons maintenant aux explications données dans le *Dictionnaire encyclopédique*, au sujet des souffles intra-cardiaques. Les auteurs de l'article s'expriment ainsi :

« On peut attribuer à l'atténuation, en position assise, une double cause. Premièrement, *la pression intra cardiaque est certainement moindre* que dans le décubitus dorsal. D'où résultent un moindre volume de l'ondée sanguine et une diminution de l'intensité des bruits. Ces faits sont très positifs. Les modifications du pouls le prouvent, et en outre, Sydney Ringer a observé qu'une compression établi sur l'humérale détermine un souffle plus intense quand le malade est couché que lorsqu'il est debout. D'où résulte aussi *une moindre dilatation cardiaque* et conséquemment une tendance moindre aux insuffisances valvulaires fonctionnelles. En second lieu, quand le cœur s'incline en avant, dans la position assise, le diaphragme étant refoulé, le cœur également est un peu soulevé et sa pointe soutenue davantage. De là il peut arriver que la pointe se rapproche un peu plus de la base, que l'implantation des tendons valvulaires s'éloigne moins de l'orifice et que la tendance à l'insuffisance tricuspidienne ou mitrale, soit notablement *diminuée*. C'est ainsi du moins que les choses se passent, quand sur un cœur dilaté on essaye d'étudier, à l'aide d'un courant d'eau, le mécanisme de l'insuffisance tricuspidienne. Le moindre soulèvement de la pointe suffit à faire cesser une insuffisance qui reparaît dès que la pointe est abandonnée à elle-même. »

Nous admettons très bien la première cause mise en avant par les auteurs du dictionnaire. Quant à la seconde elle nous semble tout à fait invraisemblable. Nous y reviendrons à propos des explications de M. Cuffer, qui reposent en grande partie sur le mécanisme cité plus haut.

M. Cuffer en effet admettait, car il ne l'admet plus aujourd'hui comme lui-même nous l'a affirmé, pour expliquer les modifications survenant dans l'intensité du souffle d'insuffisance mitrale par les variations d'altitude, cet argument principal : En position assise le cœur se déplace et s'abaisse : la pointe est alors soutenue par le diaphragme, et les cordages des valves mitrales, moins tendues par cette espèce de raccourcissement du cœur, permettent à celles-ci de mieux se fermer : le souffle disparait ou s'atténue. Au contraire, en position horizontale, le cœur ne pèse pas sur le diaphragme, sa pointe n'est pas soutenue, il s'allonge ; la contracture des muscles papillaires n'est pas contrebalancée par le raccourcissement du cœur, les valves restent ouvertes en systole : le souffle apparait ou augmente d'intensité.

Pour donner un appui à cette théorie, M. Cuffer a fait l'expérience suivante : Le cœur d'une malade morte à la suite des complications d'une insuffisance mitrale, présentait une insuffisance de cette valvule, quand il était suspendu. Si on soulevait un peu la pointe du cœur, l'insuffisance disparaissait.

Mais M. Cuffer prévoit cette objection : le cœur n'est pas assez mou pour laisser ainsi refouler sa pointe. Cela est vrai pour un cœur sain, d'après M. Cuffer, mais non pour un cœur atteint de lésion valvulaire plus ou moins chronique, généralement en dégénérescence graisseuse.

Quant aux variations d'intensité dans le rétrécissement mitral, voici comment cet auteur pense qu'on pourrait les expliquer. En position couchée, le bruit serait plus fort parce que le cœur reposant sur le poumon et se trouvant au moment de la *systole* auriculaire dans le relâchement, la lumière de l'orifice mitral déjà rétrécie peut encore être diminuée. Dans d'autres cas un tel changement de forme peut amener une surface rugueuse en contact plus intime avec le courant sanguin.

M. Cuffer admet, outre ces modifications morphologiques du cœur, les modifications de tension sanguine amenées par les attitudes, comme l'avait montré Marey.

Mais, pour expliquer comment une tension forte peut rendre un bruit plus fort, il énonce comme vrai : « qu'un bruit de souffle est d'autant plus marqué que le volume du sang contenu dans le cœur est plus grande. » Alors le cœur se contracte plus violemment pour s'en débarrasser. Voilà pour les bruits anormaux intra-cardiaques.

Quant aux bruits cardio-pulmonaires, Cuffer donne de leur variation d'intensité les explications que tout le monde connaît maintenant. En position debout ou assise, le cœur se porte à droite et abandonne ou à peu près la lame pulmonaire sise en avant de lui. Non seulement celle-ci est battue sur une moindre surface, mais encore comprimée par le cœur contre la paroi thoracique, elle est vide d'air ou presque. Les alternatives de compression et de décompression étant plus faibles, le souffle est faible ou nul. Ce sont justement des conditions opposées qui se rencontrent en position couchée, et rendent le souffle plus intense.

Nous ne pouvons admettre, du moins en partie, les explications de M. Cuffer pour les bruits intra-cardiaques.

Nous dirons d'abord qu'on ne doit pas conclure de ce qui se passe dans un cœur mort à ce qui a lieu dans un cœur vivant. La preuve en est facile : Il suffit de se souvenir combien de fois, sur le vivant, on a trouvé les signes stéthoscopiques d'une lésion valvulaire introuvable à l'autopsie et inversement. Mais outre cet argument purement philosophique, en voici un autre qui est parfaitement pratique. Chez le vivant, nous n'avons pas la possibilité de vérifier sur le cœur lui-même, le dire des auteurs du dictionnaire encyclopédique et de M. Cuffer. Nous ne pouvons pas voir ou expérimenter le fait qu'ils avancent. Mais on sera obligé d'admettre que le phénomène de la variation d'intensité des bruits pathologiques, en particulier dans l'insuffisance mitrale, peut s'expliquer uniquement par les variations de tension artérielle, si nous démontrons que des variations de tension, sans changement d'altitude du malade, peuvent produire des variations d'intensité aussi grandes qu'avec les changements de position du corps.

Voici un malade atteint d'insuffisance mitrale seulement. Il est debout et au repos depuis quelques minutes; on l'ausculte à la pointe. Le souffle est faible. Tandis qu'on l'ausculte au même point, nous comprimons énergiquement les deux crurales sur le pubis. Aussitôt le souffle augmente d'intensité et le cœur se ralentit. L'augmentation d'intensité fait que le bruit est aussi marqué qu'en position couchée.

Dans ce cas, nous n'avons nullement touché à l'attitude du malade, et cependant le bruit s'est accru en intensité; son timbre a pu devenir plus grave ou plus aigu. Le diaphragme et les viscères n'ont pas plus repoussé la pointe du cœur. Celui-ci est aussi long.

Pour rendre la preuve encore plus concluante, il nous suffira de faire la contre-épreuve de notre première expérience. Continuant à ausculter, nous cessons toute compression des fémorales. Au bout de quelques instants, le cœur bat plus vite, aussi vite qu'au début, le souffle s'est affaibli et n'est pas plus fort qu'avant toute manœuvre.

Couchons le malade maintenant. Le voici reposé depuis plusieurs minutes. On l'ausculte, le souffle s'entend assez bien. On comprime les fémorales, le souffle s'entend plus fort; on cesse la compression, le souffle s'atténue. Ici encore où la pointe du cœur est repoussée par le diaphragme d'après la théorie des auteurs, l'intensité du souffle est accrue par l'augmentation de tension, sans qu'on ait augmenté la pression du diaphragme.

Ainsi la déformation du cœur par le diaphragme est une hypothèse complètement infirmée par les faits observés chez le vivant. Chez lui, les variations de tension suffisent amplement à expliquer les modifications d'intensité des bruits pathologiques.

Nous aurions pu nous servir aussi pour démontrer l'inanité de cette théorie. de l'élévation des bras qui accroît de même l'intensité par ce fait qu'elle exagère le travail du cœur. Mais on aurait pu nous objecter qu'en élevant les bras, nous élevons les côtes et soulevons du même coup le diaphragme qui pourrait alors refouler la pointe du cœur. C'est pour éviter cette objection que nous avons laissé de côté cet argument. Enfin, nous aurions voulu nous mettre dans des conditions identiques à la théorie de M. Cuffer, c'est-à-dire refouler les viscères et le diaphragme en haut chez un malade avec insuffisance mitrale en position debout. Nous avons pensé que la simple compression abdominale ferait monter la tension sanguine et rendrait notre expérience douteuse.

Pour réfuter la théorie morphologique dans le rétrécissement mitral, il suffit de savoir que la position couchée avec compression des fémorales, ou la position relevée renforcent les bruits de cette lésion. Et cependant, les situations relatives du cœur et des poumons ne sont pas différentes en position couchée ordinaire et dans les deux autres.

De plus, nous ne pouvons pas croire que les cœurs atteints de lésion valvulaire soient atteints d'une telle dégénérescence graisseuse qu'ils se laissent déformer par la moindre résistance. Cette assertion est, d'ailleurs, controuvée par les faits d'anatomie pathologique.

Pour le reste nous sommes parfaitement d'accord avec M. Cuffer. Mais alors, qu'il ne donne qu'une part aux variations de tension dans les modifications d'intensité, nous l'accordons tout entière aux variations de tension seules.

De même, aucune expérience ni personnelle, ni d'autrui, aucun principe physiologique établi, n'autorisait M. Cuffer à affirmer, ce qui est vrai néanmoins, comme nous le verrons, que l'intensité d'un bruit est en fonction directe de la tension sanguine.

Il fallait donc chercher à prouver l'exactitude de cette induction pour les bruits normaux et anormaux.

Preuves du renforcement tirées de la cardiographie.

Nous avons présumé que la démonstration serait peut-être complète, si, sans changer la situation du cœur, nous pouvions enregistrer, à l'aide du cardiographe de Marey, le choc de la pointe dans deux attitudes différentes, décubitus horizontal et position relevée. Dans ces deux positions, le tronc restant horizontal et la place du cœur n'étant nullement modifiée par l'une d'elles, on sera obligé *d'admettre que le cœur se contracte, augmente de volume d'autant plus violemment que les tracés sont plus amples.*

S'il en est ainsi, on sera également forcé d'admettre que plus les oscillations volumétriques des ventricules sont considérables, et l'énergie de ceux-ci accrue, plus les membranes et les cordages passant de la flaccidité à la tension doivent claquer avec bruit. Puisque sans changement de situation du tronc, les tracés cardiographiques montrent une amplitude plus grande en position relevée qu'en position couchée horizontale, il s'ensuit aussi que les bruits normaux et ceux qui les remplacent quand le cœur est malade, doivent être plus intenses dans la première. Et cette conclusion est d'accord avec l'observation des malades.

TRACÉS DE LA POINTE DU CŒUR.

CŒUR SAIN.

Demi-couché.

Relevé entièrement.

RÉTRÉCISSEMENT MITRAL.

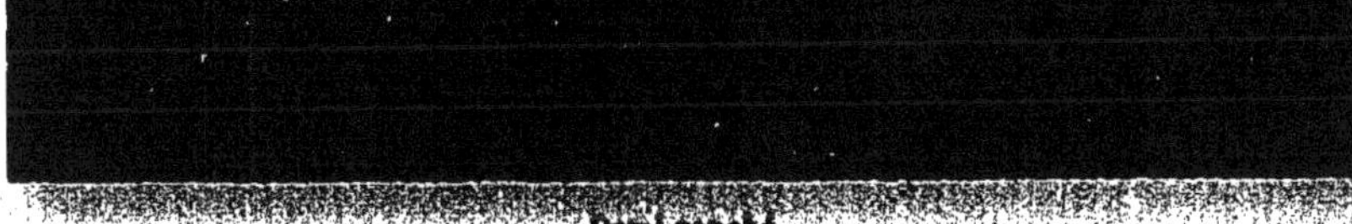

Demi-couché.

Relevé entièrement.

INSUFFISANCE AORTIQUE

Demi-couché

Relevé entièrement

Les tracés (1) montrent en outre, comme nous l'avons affirmé, que le cœur peut battre plus vite dans une attitude dans laquelle il aurait dû se ralentir, tout en battant plus énergiquement. C'est la preuve expérimen-

(1) Nous les devons à l'extrême obligeance de notre ami Morax, interne à l'hôpital Laënnec, qui a mis à notre disposition tous les appareils du laboratoire de notre regretté maître Damaschino.

tale de l'inexactitude de l'assertion de Sydney Ringer et Cuffer. Mais dans les cœurs normaux et bien compensés, sans hypertrophie extrême des ventricules, les tracés indiquent un ralentissement plus marqué en attitude relevée et des détails plus nombreux et mieux dessinés.

Preuve du renforcement fournie par l'expérience de Marey sur le cœur de tortue.

A cette preuve expérimentale des variations d'intensité des bruits pathologiques et normaux du cœur par les altitudes, nous en ajouterons une autre théorique, fondée sur une célèbre expérience de Marey.

On prend un cœur isolé de tortue terrestre; on relie l'oreillette à l'aide d'un tube de caoutchouc avec un réservoir de sang défibriné ou de sérum. Ce réservoir qui fournit le sang veineux, peut être placé au niveau du cœur ou plus ou moins au-dessus. A l'aorte est adapté un tube de caoutchouc bifurqué près de son origine. L'une des branches de bifurcation se rend à un manomètre à mercure situé sur le même plan horizontal que le cœur, l'autre sert de conduit de déversement du sang chassé par le ventricule dans un réservoir que l'on place plus ou moins haut au-dessus du cœur. Ainsi les réservoirs de sang veineux et artériel étant mobiles peuvent être déplacés isolément ou ensemble et à différentes hauteurs.

Ces réservoirs étant peu élevés au-dessus du cœur, on constate à chaque systole une élévation du manomètre, élévation qui est d'autant plus grande que le réservoir du sang artériel est plus élevé. Dans ces conditions, en élevant à des hauteurs de plus en plus grandes l'orifice d'écoulement du sang artériel, on pourra mesurer le débit du cœur en un temps donné et la charge sous laquelle il a versé le sang dans les artères. Le produit du débit mesuré à l'aide d'une éprouvette graduée par la hauteur de soulèvement du sang artériel, exprime le travail du cœur. — Voici quelques résultats de ces recherches pour une série :

Débit en Cc	Charges en hauteur de sang	Travail
10	0m	0
8	0,05	40
7	0,10	70
5,25	0,15	79
4	0,20	80
1,5	0,25	40
0,25	0,30	8
0	0,35	0

On voit que le travail, nul d'abord avec une pression artérielle égale à 0, s'accroît graduellement à mesure que cette pression augmente et qu'après avoir atteint son maximum à 80, il décroît de nouveau. *Sous charge trop forte, le cœur ne peut plus se vider, il est forcé, son débit est insignifiant.* On voit aussi que le débit du cœur, varie sensiblement en raison inverse de la tension artérielle quand celle-ci entre seule en jeu.

Il n'en est plus de même si en même temps on recherche l'influence de la pression veineuse. Plus le réservoir veineux est élevé, plus le cœur se remplit, et plus ses ondées sont volumineuses. De sorte que l'accroissement de la charge veineuse, *quand elle ne dépasse pas le degré maximum de contractilité fonctionnelle du cœur*, est extrêmement favorable à son débit et à son travail. Quant au contraire la charge veineuse dépasse le degré de contractilité maximum du ventricule, celui-ci se distend outre mesure, ne se contracte plus ou à peine, et si l'orifice d'écoulement du sang artériel est un peu plus bas que le réservoir du sang veineux, le cœur ne formant plus qu'une cavité sans aucun jeu valvulaire, sert simplement de raccord aux deux tubes de caoutchouc pour former un siphon.

Ainsi, quand on soumet le cœur d'une tortue à des charges veineuses et artérielles croissantes, il reçoit plus de sang, se distend plus, effectue un travail plus grand, et des systoles plus volumineuses. Outre ces résultats, le cœur se ralentit, et cela explique aussi pourquoi il se remplit plus et se vide mieux, tandis que lorsqu'il bat vite, ses ondées sont moins copieuses, il se contracte moins et se distend moins.

Nous pouvons analyser davantage le travail du cœur. Pour cela, tandis que les réservoirs veineux et artériels sont peu élevés au dessus du cœur, comprimons le tube artériel en aval du manomètre. On voit alors le mercure s'élever à une hauteur double ou triple de celle qui correspond à l'effort fonctionnel du cœur à l'état ordinaire. Cet effort varie suivant les instants où on le mesure, et en règle, *plus le cœur est plein, plus il fait d'effort*. Car par exemple au début de la systole son effort qui est maximum équivaut à $0^m,11$, tandis qu'à la fin quand il est vide ou presque il n'est que de $0^m,02$.

Ainsi, le ventricule agit comme les autres muscles ; comme eux son effort est maximum quand ses fibres sont allongées, et diminue à mesure que ses fibres se raccourcissent, c'est-à-dire que sa systole est énergique surtout au début, et qu'elle l'est d'autant plus qu'il est plus plein, plus distendu. De tous ces faits expérimentaux, il découle ceci : Pour lutter contre une tension artérielle plus forte que d'ordinaire ou contre un obstacle à la circulation artérielle le ventricule se ralentit, se remplit davantage, se contracte avec bien plus de force surtout au début, et lance de petites ondées sanguines. Si en outre le sang veineux arrive au cœur facilement ou sous pression, il se ralentit, se remplit, se distend même, se contracte encore davantage, et lance des ondées sanguines volumineuses.

Application des données de l'expérience de Marey au cœur de l'homme sain suivant les attitudes.

Si nous voulons appliquer ces données fournies par l'action de la pesanteur à l'homme, en ayant égard aux attitudes c'est-à-dire à l'influence de la pesanteur sur son système circulatoire il faut tout d'abord déterminer quelles sont les charges artérielles et veineuses sur le cœur dans ces diverses attitudes.

En moyenne le cœur est à l'union du tiers supérieur avec les deux tiers inférieurs de l'individu. Cela veut dire qu'en station debout sur les pieds, la tension sanguine est du fait seul de la pesanteur soumise au niveau des pieds à la pression d'une colonne égale à la hauteur de l'individu; au niveau du cœur la pression de cette colonne n'est plus que d'un tiers, aux aines elle est d'un demi. Ces charges artérielles et veineuses dépendent essentiellement de la place occupée par le cœur chez l'individu par rapport à la direction et à l'intensité de la pesanteur. Pourtant cela ne suffit pas encore, car l'action de la pesanteur doit être estimée non seulement par la hauteur des colonnes liquides, mais aussi par le volume du sang qu'elles contiennent. En effet, c'est la quantité de sang dont la circulation est favorisée ou entravée par la pesanteur qui modifie la tension sanguine et par suite l'effort du cœur. Aussi il est certain que l'on commet une erreur, si chez l'homme debout on estime d'après la hauteur des colonnes l'effort du cœur comme favorisé dans ses deux tiers inférieurs et entravés dans son tiers supérieur ; puisque, aux deux tiers inférieurs du corps correspondent au moins les trois quarts de la masse du sang artériel et au tiers supérieur tout au plus un quart de cette masse.

C'est donc d'après la quantité de sang entravé ou favorisé par la pesanteur qu'il faudra juger de la tension sanguine, de l'effort du cœur et des claquements valvulaires d'autant plus énergiques que la pression sanguine est plus forte.

Et nous dirons, en rappelant que l'influence de la pesanteur s'exerce sur le sang veineux et artériel *en sens inverse* dans le même segment considéré qu'en *position debout*: le sang artériel est entravé dans son quart supérieur et favorisé dans les trois quarts inférieurs ; le sang veineux est favorisé dans son quart supérieur et entravé dans ses trois quarts inférieurs. Mais l'entrave du sang veineux est moindre, en réalité, à cause de la présence des valvules et de la circulation par influence. Les charges artérielle et veineuse étant faibles, le cœur bat vite ; le ventricule gauche se vide facilement, sans grand effort ; les valvules mitrales claquent faiblement et au moment de la diastole, la tension artérielle ayant été peu élevée par la faible ondée ventriculaire, les sigmoïdes aortiques sont tendues sans grande violence ; le bruit systolique de la base est faible.

L'oreillette droite se remplit peu, est peu distendue ; le ventricule droit se remplit peu. La systole faible fera claquer peu la valvule tricuspide. La circulation pulmonaire sera peu active. L'oreillette gauche peu remplie, laissera couler une faible quantité de sang dans le ventricule gauche pendant la diastole générale et passera sans grand effort le reste de son contenu pendant sa systole. Le ventricule gauche sera peu distendu. Donc, en station debout, par suite de la faible pression veineuse et artérielle, le cœur travaillant au minimum de charge, bat vite, sans grande force, et ses claquements valvulaires sont relativement peu intenses.

En *position assise* avec membres inférieurs horizontaux (abstraction faite des résistances formées par les vaisseaux fémoraux devenus coudés au niveau des aines),

le sang artériel est toujours entravé dans son quart supérieur. Il n'est plus favorisé que dans un peu plus de son
tiers inférieur (thorax et abdomen), l'autre portion étant
soustraite à l'action de la pesanteur. La perte de l'influence favorable de celle-ci étant sensible, la tension
artérielle monte.

Le sang veineux lui aussi est encore favorisé dans son
quart supérieur. Mais la pesanteur ne lui est contraire
que dans un peu plus de son tiers inférieur au lieu des
deux tiers en station debout et la pression veineuse s'en
trouve augmentée.

En somme, en position assise avec membres inférieurs
horizontaux, les tensions sanguines artérielles et veineuses se trouvent élevées par suite d'une diminution de
près d'un tiers de l'action de la pesanteur.

Les charges en station assise sont donc plus fortes au
niveau du cœur qu'en station debout, et celui-ci bat
moins vite.

Le ventricule gauche soumis à un effort plus grand
se contracte plus vigoureusement et le claquement
mitral et aortique est plus intense. Le sang veineux
arrive plus abondant à l'oreillette droite, et dès lors tous
les phénomènes de la circulation cardio-pulmonaire qui
étaient peu marqués en position debout vont être plus
intenses en position assise. Les deux oreillettes et le ventricule sont plus distendus, celui-ci fait un effort plus
grand, il débite plus dans une systole, ses claquements
valvulaires tricuspide et pulmonaire sont plus forts.

En *position couchée horizontale*, la pesanteur n'agit
plus sur la circulation, ni favorablement ni défavorablement. Qu'en résulte-t-il pour les tensions sanguines com-
parées dans cette attitude et dans la position assise ?

Pour la circulation artérielle, si d'une part elle a gagné
de ne plus être entravée dans son quart supérieur, elle a
perdu et beaucoup de n'être pas favorisée dans plus de son

A.   13

tiers inférieur comme cela avait lieu en position assise. En sorte que la perte étant plus grande que le gain, cette circulation en position horizontale, livrée à elle seule, c'est-à-dire aux seules forces d'élasticité et de contractilité de ses vaisseaux, subit des résistances plus grandes qu'en position assise, et la tension artérielle va encore s'élever.

Pour la circulation veineuse, le gain étant plus grand que la perte, sa tension est plus grande au niveau du cœur droit.

Les pressions sanguines sur le cœur sont donc plus fortes de toutes parts, et celui-ci se ralentit encore plus. Le ventricule gauche se distend et se remplit davantage. Son effort et son énergie grandissent proportionnellement, il expulse son contenu plus violemment. Les valves mitrales au moment de la systole sont refoulées avec un bruit plus intense, de même que les sigmoïdes aortiques au moment de la diastole.

Le sang veineux afflue plus abondant à l'oreillette droite, qui se distend ; le ventricule droit se remplit encore plus qu'en position couchée et envoie dans la circulation pulmonaire et à l'oreillette gauche une plus grande masse de sang. Ce qui explique la congestion et la dyspnée plus grande des malades pulmonaires en décubitus dorsal qu'en position assise, position qu'ils préfèrent. Comme pour le ventricule gauche, les valvules tricuspides et sigmoïdes pulmonaires vibrent plus fort que dans l'attitude précédente.

En *position relevée*, le sang de la portion horizontale du corps, c'est-à-dire du tronc, reste indifférent à l'action de la pesanteur comme en position couchée. Mais le sang artériel des parties élevées, tête, bras et membres inférieurs en extension ou en flexion, doit circuler dans une direction opposée à celle de la pesanteur. Ici donc, non seulement la circulation artérielle a perdu de n'être pas favorisée dans son cours au moins dans une partie du corps comme en position assise, non seulement elle a perdu même de ne plus être influencée du tout par la pesanteur comme en décubitus horizontal, mais elle a encore plus perdu puisque la pesanteur lui est devenue défavorable et pour au moins un tiers de sa masse, sans que rien ne vienne contre-balancer cette entrave. Au contraire, la direction à angle droit qu'ont pris tous les vaisseaux a encore augmenté les résistances de cette circulation. On comprend donc sans peine pourquoi la tension artérielle doit être plus élevée dans l'attitude relevée, où se trouvent réalisés les effets des expériences de Marey sur le cœur de tortue. Quant à la circulation veineuse, elle est encore plus favorisée que dans le décubitus horizontal : le sang veineux descend rapidement vers le cœur de toutes les parties élevées du corps. La tension veineuse au niveau de l'oreillette a gagné plus entre la position couchée et la relevée, qu'entre la position assise et couchée.

L'effort du cœur est des deux côtés considérablement accru. Celui-ci est en même temps rempli et distendu. Il bat donc bien plus lentement qu'en décubitus dorsal. Le ventricule gauche, plus chargé, ayant un effort plus grand à faire, ferait presque refluer son volumineux contenu et avec violence dans l'oreillette, mais les valves mitrales se tendent avec éclat sous la poussée énergique de la systole. Elles claquent encore plus bruyamment que dans la position précédente. Le sang passe alors avec force dans l'aorte, qui, surdistendue, fait fermer les sigmoïdes avec grand bruit.

L'oreillette droite, le ventricule droit, la circulation pulmonaire et l'oreillette gauche, reçoivent une quantité énorme de sang. Ces parties se distendent, elles se contractent ou réagissent par leur élasticité ; les claquements des valvules tricuspides et pulmonaires sont bien plus intenses qu'en position couchée. La circulation pulmonaire plus active explique bien les étouffements des cardiaques dans l'attitude relevée.

La position verticale tête en bas, que peu de personnes même saines peuvent supporter, étant l'opposée de la position verticale sur les pieds, renversent les proportions des actions favorables et défavorables de la pesanteur. La pression artérielle au niveau du cœur, du fait de l'action défavorable de la pesanteur, devient égal à plus de deux tiers, au lieu de plus d'un tiers en attitude relevée, de 0 en décubitus horizontal. Il en est de même de la pression veineuse. Le cœur, plus surchargé qu'en position relevée, bat plus lentement ; la distension des cavités cardiaques et l'intensité des bruits augmentent encore, comme l'a vu Richardson.

En résumé, on peut classer ainsi les attitudes *pratiques* du corps, eu égard à leur action croissante sur la tension sanguine, l'effort du cœur, le ralentissement du pouls, le volume du cœur et l'intensité des claquements valvulaires :

Position debout ;
—   assise ;
—   demi-couchée ;
—   couchée horizontalement ;
—   relevée, avec genoux pliés ;
—   relevée complète.

Les quatre premières positions, sont plus actives quand on relève les bras verticalement.

A ceux qui nieraient ces conclusions, nous opposerons que : 1° tous les auteurs, Marey, Bond, Martin, Schapiro, Zybuliski, Friedman, François Franck, Potain, Blumberg, Wagner, etc., ont toujours vérifié que la cause première de tous les phénomènes, c'est-à-dire la tension sanguine, est plus élevée en position couchée qu'en position assise, et tête en bas qu'en position couchée ; 2° Richardson ayant ausculté des jeunes gens, tête en bas, a trouvé le bruit diastolique plus intense qu'en position couchée, assise et debout, il l'a même trouvé dédoublé et détriplé. Mais ayant ausculté seulement la base, il lui a semblé que le bruit systolique était moins fort ; 3° nous avons toujours observé que les bruits systoliques et diastoliques du cœur sain sont plus violents, à mesure que l'on se rapproche de l'attitude relevée, chose que tout le monde devra vérifier avant d'en douter ou de la discuter, car ce n'est pas une théorie mais un fait ; 4° enfin, quand l'individu sain de cœur et adulte (si c'est un vieillard, il y a de la sclérose, et si c'est un enfant, il y a de l'émotion, ce qui modifie les résultats), le cœur se ralentit de plus en plus, assis, couché et relevé (Azoulay), et tête en bas (tous les expérimentateurs précédents d'après leurs recherches sur des animaux et des hommes). Ainsi, par la théorie et par l'expérience, nous arrivons à conclure que *l'intensité des bruits étant fonction de la tension sanguine, plus une attitude accroîtra cette tension, plus les bruits seront intenses.*

Application des données de l'expérience de Marey au cœur malade et suivant les attitudes.

Avant d'appliquer les résultats précédents aux bruits pathologiques du cœur, nous devons rappeler que l'explication des modifications de leur intensité n'est pas la même pour tous.

Pour ceux qui prennent naissance à l'intérieur du cœur, ces variations d'intensité ne peuvent s'interpréter que par des différences de tension sanguine, par *la vitesse plus ou moins grande que celle-ci provoquent dans le courant qui passe d'une cavité à l'autre,* par le degré d'ouverture de l'orifice qui sépare les deux cavités.

Pour ceux qui se produisent à l'extérieur, les modifications de leur intensité se comprennent très bien si on a égard aux différences de volume, d'énergie des battements et de situation du cœur par rapport aux organes qui le touchent.

Théorie de la genèse des bruits de souffle.

Cette théorie, telle que l'ont fait connaître surtout Chauveau et Marey, comprend les lois suivantes :

1° *Il faut pour qu'il y ait bruit de souffle, qu'un courant sanguin rapide se produise dans un point de l'appareil vasculaire.*

2° *Pour que ce courant rapide se produise il faut, en général, que le liquide passe d'une partie étroite dans une partie plus large où il rencontre une pression inférieure à celle qui existait au dessus du rétrécissement.*

Peu nous importe la façon dont ces conditions agissent pour déterminer le bruit de souffle, que ce soit par veine fluide ou par tourbillons.

De ces lois, nous tirerons les corollaires suivants :

1° Plus le courant sanguin sera rapide, plus le souffle sera fort ;

2° Plus le rétrécissement sera marqué, plus la rapidité du courant sanguin sera rapide ;

3° Plus il y aura de différence de pression pour le liquide entre le point d'où il s'écoule et le point où il se déverse, plus le bruit sera fort.

Ces divers corollaires peuvent s'ajouter les uns aux autres ou à quelques uns de leurs inverses.

Théorie des modifications d'intensité des bruits intra-cardiaques par les attitudes.

RÈGLE : *Plus une attitude rend l'action de la pesan-*

leur défavorable, à la circulation, plus la différence des tensions entre deux cavités voisines du cœur est grande, et plus les bruits pathologiques, souffles, dédoublements, claquements ventriculaire, etc., sont intenses, exception faite du rétrécissement aortique léger et de l'aortite chronique.

Théorie pour l'insuffisance mitrale.

La valvule mitrale ne pouvant pas se fermer complète-ment au moment de la systole ventriculaire, laisse un espace plus ou moins rétréci, à travers lequel se précipite sous forte pression le sang chassé par la contraction des ventricules. Le sang, sous forte pression, arrive dans l'oreillette au moment où celle-ci commence à se remplir, c'est-à-dire à un moment où sa pression est très faible. Il se produit un souffle systolique d'autant plus fort que la différence de pression est plus grande. Ce que Marey prouve facilement avec son schéma de la circulation : Moins le réservoir veineux est élevé au dessus de l'oreil-lette gauche, plus le souffle est énergique.

Ainsi une des conditions d'exagération du souffle mitral serait une diminution de tension dans l'oreillette. Mais cette exagération peut provenir aussi d'une augmentation d'énergie dans le ventricule, c'est-à-dire d'une tension intra-ventriculaire plus forte qu'à l'ordinaire, et l'on com-prend très bien que plus on élève le réservoir du sang artériel, ou plus on comprime le tube d'écoulement de ce sang, plus la contraction ventriculaire se fera sentir sur la valvule mitrale entr'ouverte. La tension intra-ventricu-laire étant augmentée par suite de la résistance artérielle surpasse de beaucoup celle de l'oreillette, et le sang se précipite avec un bruit de souffle beaucoup plus fort dans l'oreillette où la tension est faible et qui commence à peine à se remplir. Ainsi dans l'insuffisance mitrale, au début de la systole ventriculaire pourvu que la hauteur du niveau du réservoir veineux ne soit pas exagérée, la tension dans l'oreillette s'accroît proportionnellement moins que dans le ventricule. D'où il suit que si on élève simultanément les deux réservoirs à la même hauteur, la différence entre les accroissements de tension auriculaire et ventriculaire sera de plus en plus grande, et par suite le souffle sera de plus en plus intense.

Appliquons maintenant ces données aux attitudes :

Dans l'attitude debout, les tensions sont au minimum, et leurs différences aussi, le bruit est faible.

En attitude assise, les tensions s'élèvent de même que leurs différences, le bruit augmente.

En attitude couchée, les tensions et leurs différences s'élèvent encore davantage, la force de pénétration de l'ondée ventriculaire dans l'oreillette est encore plus grande, le souffle est encore plus bruyant qu'auparavant.

En attitude relevée, l'élévation des tensions et de leur différence est encore plus marquée, le souffle s'exagère davantage.

Ainsi, en ne tenant compte que des différences de pression ventriculaire et auriculaire au moment de la systole, on voit que l'intensité du souffle s'accroît à mesure que l'on passe de la position verticale sur les pieds à la position verticale sur la tête.

Mais il est un autre point sur lequel nous voulons insister et qui expliquera, pensons-nous, comment tel souffle nul dans une position, peut apparaître plus ou moins intense dans une attitude plus voisine de la position tête en bas.

Nous avons dit précédemment que l'un des effets de l'élévation du réservoir veineux était d'augmenter la masse de l'ondée ventriculaire gauche, et de dilater le ventricule. On conçoit donc aisément que plus l'attitude sera éloignée de la position verticale sur les pieds, plus le ventricule gauche se distendra.

Et en se distendant que fera-t-il ? Nous allons le voir : sa cavité augmentant, ses parois s'écarteront de toutes parts, les cordages tendineux tireront sur les bords et les faces inférieures des valves ; celles-ci ne pourront s'appliquer que difficilement l'une contre l'autre, et pour peu qu'elles soient altérées, recroquevillées par un processus pathologique, un espace existera entre elles au moment de la systole ventriculaire, un souffle apparaîtra dans ces conditions. Celles-ci ne pouvaient pas exister quand le ventricule était peu ou pas distendu et que les valves, même malades, pouvaient s'appliquer l'une contre l'autre et être suffisantes.

Ce mécanisme de l'apparition du souffle n'est pas infirmé du fait que le ventricule en se contractant se raccourcit. Le souffle a tout simplement moins de chance de durer tout le temps de la systole auriculaire, à condition, bien entendu, que les valves, quoique malades, une fois appliquées l'une contre l'autre empêchent tout reflux du sang. Et cela a lieu quand leur bord n'est ni déchiqueté, ni sinueux. De même aussi, ce phénomène de dilatation du ventricule ne suffit pas, en général, à rendre, au moment de la systole, l'orifice de la valvule insuffisante, beaucoup plus large que lorsque le ventricule est peu ou pas distendu. Il le rend à peine plus large. Ce qui explique pourquoi le souffle, tout en devenant plus intense, prend un timbre plus grave, à mesure que les attitudes sont de plus en plus actives.

Mais si les lèvres de l'orifice insuffisant sont susceptibles de vibrer sous l'ondée sanguine rétrograde, elles vibreront davantage quand le ventricule gauche sera plus rempli de sang. Le piaulement, par exemple, deviendra plus aigu.

Nous espérons avoir ainsi expliqué pourquoi, à

mesure qu'on s'éloigne de l'attitude verticale sur les pieds :

1° Le souffle de l'insuffisance devient plus intense ;

2° En général, il devient plus grave ;

3° Quand il est piaulant, son piaulement s'accentue ;

4° Il est susceptible d'apparaître.

Mais avant de quitter la question de l'insuffisance mitrale, nous devons indiquer l'influence de l'ondée ventriculaire rétrograde de plus en plus volumineuse sur la circulation pulmonaire. Elle joue littéralement le rôle d'un rétrécissement mitral, de plus en plus marqué par rapport à la circulation pulmonaire et au ventricule droit. Par conséquent, si les capillaires pulmonaires sont lésés, il se produira des congestions pulmonaires d'autant plus fortes que l'attitude est plus éloignée de la station debout et que l'insuffisance est plus large.

Théorie pour l'insuffisance tricuspide.

Le mécanisme de cette lésion valvulaire étant le même que celui de la mitrale, ces conclusions lui sont également applicables. Comme le ventricule droit se dilate plus facilement, la valvule tricuspide peut devenir plus aisément insuffisante. Ce qui est en effet vrai sur les cœurs malades, faciles à distendre et qui viennent d'avoir de l'insuffisance tricuspide ou qui vont en avoir : une attitude de plus en plus active, un effort, la marche, etc., la provoquent aisément.

Théorie pour le rétrécissement mitral.

L'explication du renforcement de ces signes sera moins pénible que celle de l'insuffisance.

Dans un cœur sain, le sang afflue de l'oreillette dans le ventricule gauche dès que celui-ci a cessé de se contracter, c'est-à-dire pendant la diastole générale, puis l'oreillette complète le contenu du ventricule par une systole brusque précédant la systole ventriculaire. Si l'orifice mitral est rétréci, l'écoulement du sang pendant la diastole générale, c'est-à-dire au moment où on entend le claquement diastolique, de l'oreillette dans le ventricule vide déterminera un souffle, et ce souffle sera proportionnel au degré du rétrécissement, c'est-à-dire à la différence de tension auriculaire et ventriculaire. Donc premier souffle diastolique ou roulement.

Au moment de la contraction de l'oreillette, il se produira encore un autre souffle à travers le rétrécissement et le souffle sera plus énergique que le premier, parce que la rapidité du courant est plus grande, quoique la différence de tension soit plus petite (le ventricule étant déjà en partie rempli). Mais cette différence de tension est d'autant plus changée, que le rétrécissement est plus faible, c'est ce que Marey a montré : à mesure qu'on élève le réservoir veineux de son schéma les deux souffles augmentent d'intensité. En outre, comme la pression dans les capillaires pulmonaires est d'autant plus considérable que le rétrécissement est plus accentué, il s'ensuit que les valvules sigmoïdes pulmonaires vont claquer plus bruyamment que d'ordinaire ; d'autre part, l'ondée que le ventricule droit peut envoyer dans la pulmonaire est plus petite que d'habitude et les valvules sigmoïdes se ferment plus vite que les aortiques. On entendra à la base un dédoublement du second bruit avec renforcement de la première partie au niveau du foyer pulmonaire. Ces données appliquées aux attitudes et à leurs effets sur la circulation cardiaque montrent : qu'en position debout, la pression veineuse étant faible, le souffle et le dédoublement sont à leur minimum.

En position couchée, la pression veineuse s'accroît, ils augmentent.

En position relevée, ils sont encore plus intenses et plus distincts à cause du ralentissement plus grand du cœur et de l'afflux sanguin considérable entravé par le rétrécissement.

Ici aussi, il faut tenir compte de la dilatation croissante de la cavité auriculaire par les attitudes et de la masse de sang plus considérable. Mais comme cette dilatation s'effectue surtout sur les parois latérales, et que l'orifice mitral y participe peu, le résultat est qu'en somme, plus l'attitude se rapproche de la position verticale tête en bas, plus les signes s'accentuent, sauf peut-être pour le dédoublement. Il existe toujours, mais ses deux parties sont moins séparées à cause de la tension artérielle de plus en plus grande.

Théorie pour le rétrécissement aortique.

Pour qu'il puisse se produire un souffle systolique à l'orifice aortique, il faut qu'au moment de la systole ventriculaire la tension intra-aortique soit plus faible que la tension du sang dans le ventricule. Et cette tension ventriculaire reste supérieure à celle de l'aorte d'autant plus longtemps pendant la systole que le rétrécissement est plus considérable. Mais si la tension aortique est très élevée, l'ondée ventriculaire passant d'un point à forte tension en un point à forte tension aussi, le souffle diminue d'intensité, ou même peut disparaître à moins que les lèvres de l'orifice rétréci ne se mettent à vibrer sous l'ondée ventriculaire. Tels sont les résultats fournis par le schéma de Marey. Ils nous portent à conclure que dans le rétrécissement aortique plus on s'éloignera de la position debout où la pression aortique est minimum, moins le souffle systolique sera intense. Et c'est en effet ce que l'on observe. Un souffle intense en station debout, s'atténue en position assise, couchée et relevée. C'est ce que

Büchner avait remarqué dans un cas. C'est ce que nous avons remarqué dans tous nos cas compliqués d'insuffisance aortique.

Dans celui que nous rapportons et où il y a eu exagération d'intensité du caractère musical, le rétrécissement était très marqué ; c'était un homme déjà âgé. Dans ces conditions, quand la tension s'exagère, elle ne peut pas dilater l'aorte à son origine puisque l'orifice est très rétréci et les parois inextensibles. On se trouve alors dans les conditions les meilleures de production d'un souffle avec vibration de l'orifice. Au contraire, quand l'homme est jeune, ses parois artérielles dilatables, le rétrécissement peu considérable, l'exagération de pression aortique dilate la base de l'aorte et l'orifice. Au moment de la systole ventriculaire, le sang est chassé à travers un orifice plus large dans un espace à tension élevée. Le souffle s'atténue.

Ce fait est analogue à celui que nous avons rapporté à propos de la réfutation des arguments de M. Cuffer. Le souffle en position debout où il était fort s'atténuait considérablement par la compression des fémorales, et comme la lésion était compliquée d'insuffisance, on entendait sans compression *pfou oû, pfou oû*, et avec compression *vou pfoû, vou pfoû*, précisément le contraire.

Théorie pour le rétrécissement pulmonaire.

Les résultats fournis par les attitudes sur le souffle du rétrécissement aortique doivent-ils s'appliquer au rétrécissement pulmonaire ? Évidemment non, si l'on songe que la circulation pulmonaire est pour ainsi dire soustraite à l'action de la pesanteur. La portion des poumons située au dessus du hile est très peu différente de celle qui est au dessous. De sorte que dans les poumons l'entrave à la petite circulation produite par la pesanteur est à peu près égale à son action favorable, et quelle que soit la position du sujet, la pesanteur ne modifie à peu près pas la tension sanguine intra-pulmonaire.

S'il en est ainsi, on comprend que plus le ventricule droit sera plein, plus sa systole étant énergique, plus la différence de tension sanguine intra-pulmonaire et de tension ventriculaire sera grande, plus le souffle qui résulte du rétrécissement sera fort. Donc le souffle du rétrécissement pulmonaire augmente d'intensité à mesure qu'on s'éloigne de la station debout. C'est le contraire du rétrécissement aortique. Nous faisons, bien entendu, abstraction de l'augmentation de tension intra-pulmonaire amenée par la plus grande distension des capillaires de la petite circulation, ce qui atténue un peu l'augmentation du souffle.

Théorie pour l'insuffisance aortique.

Dès la fin de la systole, le ventricule rentre en diastole. Si les valvules sigmoïdes ne peuvent pas occlure l'orifice aortique, le sang chassé par l'élasticité des artères reflue brusquement dans le ventricule vide. Il passe d'une pression forte à une pression 0 et produit un souffle d'autant plus intense que la pression artérielle est plus élevée. Ici, la différence des pressions est toujours entre 0 dans le ventricule, du moins au début de la diastole, et une tension plus ou moins élevée dans l'aorte.

Aussi, en position debout, la pression artérielle sur les valvules sigmoïdes étant minimum, s'il y a insuffisance, le souffle sera faible. En position couchée, la pression aortique augmentant le souffle devient plus fort, et en attitude relevée encore plus fort. Le souffle sera au maximum d'intensité en position renversée, tête en bas.

Cela est parfaitement corroboré par la différence d'intensité du souffle d'insuffisance aortique par la décompression et la compression des fémorales ou d'un district de sang artériel plus grand.

Ainsi, en combinant les effets des attitudes sur les souffles de rétrécissement et d'insuffisance aortique, nous voyons que l'on diminue d'intensité, tandis que l'autre augmente à mesure qu'on se rapproche de la position renversée tête en bas. C'est ce que nous avons trouvé de plus singulier dans nos recherches.

Théorie pour l'insuffisance de l'artère pulmonaire.

Nous croyons qu'il doit se produire par les attitudes les mêmes phénomènes que dans l'insuffisance aortique et pour des raisons analogues.

Théorie pour l'anévrysme de la crosse.

Nous pensons qu'au premier souffle doit être appliquée la théorie du rétrécissement et au second celle de l'insuffisance aortique pour ce qui est de leur modification suivant les attitudes.

Théorie des modifications d'intensité des bruits extra cardiaques, cardio-pulmonaires et péricardiques, par les attitudes.

Pour ces bruits qui se passent en dehors du cœur, on ne peut pas faire appel aux différences de tensions. Ici, c'est la résultante des tensions artérielle et veineuse, c'est-à-dire le volume, les variations de celui-ci et de l'amplitude des mouvements du cœur qui entrent en jeu avec les déplacements du cœur lui-même.

Théorie pour les bruits cardio-pulmonaires.

Nous ne pouvons pas entrer dans de longs détails sur

la genèse des souffles extra-cardiaques et cardio-pulmonaires. Que l'on admette qu'ils sont produits par une expiration partielle ou par une sorte d'inspiration due à la systole ventriculaire, le résultat est le même pour notre étude.

On sait qu'ils sont d'autant plus intenses que les mouvements de contraction et de dilatation du ventricule agissant sur la lame pulmonaire située en avant du cœur sont plus amples. Or, en position debout, le cœur est peu augmenté de volume, les variations de ce volume sont faibles et, de plus, il comprime la lame pulmonaire contre la paroi thoracique. Le souffle extra-cardiaque sera faible, mais fréquent, puisque le cœur bat vite.

En position assise, la compression de la lame pulmonaire par le cœur est la même, mais les variations de cette compression sont plus grandes, suivant en cela les variations de volume du cœur qui sont plus amples dans cette attitude.

En position couchée ou horizontale, le cœur s'éloigne de la paroi thoracique, la lame pulmonaire est moins comprimée par le cœur. Mais comme les mouvements de celui-ci sont plus amples et plus énergiques, les alternatives de compression et de décompression sont plus grandes et le souffle est encore plus fort qu'en position assise.

En position relevée, la situation du cœur n'est pas changée, mais les oscillations systoliques et diastoliques sont plus étendues. Le souffle devient plus ample et s'entend sur une plus grande surface. Comme le cœur bat plus lentement, son caractère mésosystolique est bien plus net.

Théorie semblable pour les frottements péricardiques.

En position assise ou debout penchée en avant le

cœur appuie contre le péricarde ; le frottement est intense
en systole et en diastole, il est peu étendu et sa durée est
courte parce que les mouvements du cœur sont peu
amples, qu'il est peu distendu, et qu'il bat vite. Mais souvent le frottement mésodiastolique est faible, la diastole
se faisant sans énergie, mollement puisque les ventricules sont remplis assez doucement par les oreillettes.

En position couchée : le cœur s'enfonce dans le thorax,
le péricarde, au contraire, reste au même point qu'en position assise ou debout. Les points de contact sont moins étendus ou nuls à l'état statique, c'est-à-dire dans la diastole
générale. Mais pendant la systole et la diastole des ventricules
au moment de celles des oreillettes, le cœur agité de mouvements plus amples qu'en position assise se rapproche
davantage du péricarde contre lequel il frotte ; ces frottements seront momentanés, assez courts, si tant est qu'ils
existent et ce sera à la base qu'on pourra encore percevoir l'un ou l'autre, surtout le frottement mésosystolique,
c'est là, en effet, que le cœur reste le plus voisin du péricarde en position couchée. Ainsi, dans cette attitude, les
bruits de frottement qui se font à la face antérieure du
cœur, sont nuls ou moins forts, l'un et l'autre moins
étendus, mais plus aisément méso-systoliques et diastoliques.

En position relevée, la place respective du cœur et du
péricarde ne change pas. Mais les mouvements du cœur
sont plus amples, plus énergiques et plus lents; il s'ensuit que les frottements disparus ou affaiblis en position
couchée deviennent plus étendus, plus forts, ou réappa-
raissent et sont encore plus nettement méso-systoliques et
diastolique. C'est donc en position assise ou debout et penchée en avant et en position relevée que les frottements
péricardiques seront les plus nets. Ils pourront s'atténuer
ou disparaître en position couchée. Mais, si en position
assise ils sont plus forts qu'en position relevée, ils sont

par contre moins nettement localisés dans les temps de la révolution cardiaque.

En résumé, la théorie montre qu'en passant de la station debout à l'attitude relevée, les souffles d'insuffisance et de rétrécissement mitral, d'insuffisance aortique, d'insuffisance tricuspide, du rétrécissement pulmonaire et du souffle extra-cardiaque, augmentent d'intensité et sont plus longs et mieux localisés dans le temps. Le souffle du rétrécissement aortique léger diminue en général.

Le dédoublement du rétrécissement mitral est plus marqué.

Les frottements péricardiques sont plus intenses en position debout et penchée en avant, très peu en position couchée, et plus en attitude relevée.

Les faits que nous avons observés sont parfaitement d'accord avec ces conclusions (1).

----

(1) M. le professeur Gariel nous ayant montré avec bienveillance que nous avions employé improprement au sens physique, le mot *travail*, nous l'avons remplacé par le mot *effort* qui exprime d'ailleurs notre pensée beaucoup mieux.

CHAPITRE VIII

PHYSIOLOGIE DE LA FRÉQUENCE DU POULS A L'ÉTAT NORMAL
SUIVANT LES ATTITUDES. — LA THÉORIE DE SES
MODIFICATIONS. — POULS RÉGULIER ET IRRÉGULIER.

Depuis très longtemps on a remarqué que le pouls change de fréquence avec les attitudes. Mais ces simples remarques n'ont passé à l'état de fait avéré que du jour où on les a constatées sur un grand nombre d'individus en consignant les nombres rencontrés dans chaque attitude, suivant l'âge, le sexe, et l'état de santé.

Aussi ne ferons-nous que signaler **Bryan Robinson** (1734), **De Haen** (1758), **Falconer** (1796).

Au commencement de ce siècle la question qui nous occupe, a été beaucoup et mieux étudiée chez l'homme sain et malade, surtout en Angleterre, par **Mac Donnell** (1835), **Knox** (1837), **Blackley** (1834), **Graham** (1837), **Guy** (1838), **Graves** (1838), **Stokes** (1854). **Hohl** (1857).

Jusqu'à cette époque la cause du ralentissement croissant du pouls lorsqu'on passe de la position debout à la position assise et de celle-ci à la position couchée, était attribuée par les uns à la diminution graduelle de l'effort musculaire (**Guy**), par d'autres aux positions différentes du cœur et des valvules, par d'autres enfin (*Arnott*) à l'action plus ou moins favorable de la pesanteur. Mais ceux qui avaient observé des cas contraires étaient plus réservés et **Graves** dit même que le phénomène est inexplicable. .

A partir de **Marey** (1863), la question change de face. Marey, en effet, attribue, à l'action plus ou moins favorable de la pesanteur sur la circulation artérielle, les variations de fréquence suivant l'attitude. Il le prouve par ce fait que sur 40 individus debout ou assis les bras pendants, le pouls s'est ralenti en moyenne de 8 pulsations à la minute quand les bras sont élevés verticalement *et sans effort*. Il montre alors que l'action défavorable de la pesanteur est analogue à la compression de l'aorte sur un cheval, car dans ce cas le cœur se ralentit aussi, et que son action favorable est analogue à une saignée car après celle-ci, comme **Hales** l'avait montré, le pouls s'accélère : un cheval dont le pouls est à 40, possède un pouls à 100 après une saignée ; **Collin** a indiqué en outre que plus la saignée est abondante plus le pouls s'accélère.

De ces preuves et de bien d'autres, Marey constatant que la pression sanguine augmente quand le pouls se ralentit et diminue quand il s'accélère, en tira cette loi :

Le cœur bat d'autant plus vite qu'il éprouve moins de peine à se vider.

Autrement dit, plus les résistance artérielles s'accroissent, plus la tension augmente au niveau du cœur et plus celui-ci se ralentit. Marey attribue au cœur seul la propriété de réagir ainsi sous les variations de tensions, en l'assimilant à une machine qui doit fournir en un temps donné un travail donné, ce travail étant effectué de façon variable suivant les résistances. C'est ce que nous avons vu à propos de la physiologie du renforcement des bruits du cœur.

La loi de Marey ne s'appliquant plus aux attitudes seulement, les physiologistes cherchèrent à la vérifier par différents moyens.

Bientôt on fit deux objections à la loi de Marey. La première qui nous intéresse surtout est celle-ci : Dans les différentes attitudes le sang artériel est-il seul soumis aux effets de la pesanteur ? Ne peut-on attribuer une grande partie de ces effets sur le ralentissement du pouls à la plus grande facilité d'afflux du sang veineux au cœur ?

La deuxième objection est encore plus importante pour la physiologie générale. Le cœur est-il seul à réagir aux variations de tension sanguine ? Le système nerveux n'est-il pas influencé, et le ralentissement ne doit-il pas lui être exclusivement attribué ?

Tous les auteurs qui ont étudié la tension suivant les diverses attitudes, soit chez les animaux soit chez l'homme, sont arrivés à conclure que la tension sanguine était minimum en station verticale sur les pieds, et de plus en plus forte en position assise, couchée horizontalement et en verticale tête en bas où elle est maximum. Il n'y a que Blumberg et Wagner, qui aient trouvé la tension maximum en position horizontale ; au delà et en deçà de cette position la tension diminue. Il est très facile de comprendre le résultat de ces deux auteurs quand on se rend compte de la façon singulière dont ils ont établi leurs expériences. Cependant eux aussi ont trouvé chez les animaux étudiés, le ralentissement graduel du pouls de la position verticale tête en haut à celle où la tête est en bas.

Les résultats auxquels nous sommes arrivés pour l'attitude relevée chez des gens sains, ne font que confirmer l'accord général. En position relevée la tension artérielle radiale prise à l'aide du sphygmomanomètre à air de M. le professeur Potain ou de celui à ressort métallique du docteur Chéron (1), a toujours été plus élevée qu'en position couchée ou horizontale. La différence a pu

(1) Il nous a été prêté très obligeamment par M. Ch. Verdin, constructeur.

être en plus de 2 à 3 centimètres de mercure et même davantage.

Cette augmentation de tension est-elle produite par la diminution de l'action favorable de la pesanteur sur le sang artériel, comme le croit Marey, ou plutôt par une augmentation de la facilité d'afflux au cœur du sang veineux ?

Friedmann prétend qu'elle est due aux effets combinés et inverses de la pesanteur sur les deux circulations artérielle et veineuse. Mais il croit que l'influence du sang veineux est prépondérante. Ses expériences de compression et de ligature des gros vaisseaux artériels et veineux isolément ou ensemble, ne semblent pas donner raison à cette dernière affirmation.

Roy va même plus loin. D'après ses recherches sur le cœur de la grenouille il est amené à dire que le travail du cœur est en raison directe de la pression veineuse et surtout intra-auriculaire. C'est la force des contractions auriculaires qui règle le travail du cœur.

D'après les expériences de François Franck et de ceux qui ont étudié les modifications de la pression par des procédés différents de ceux des attitudes, nous sommes obligé d'attribuer dans l'augmentation de tension sanguine et dans le ralentissement du pouls, une part égal au sang veineux et au sang artériel, comme on devait s'y attendre.

En effet, si dans les différentes attitudes, le ventricule gauche est soumis à un effort de plus en plus grand à cause de l'augmentation de l'action défavorable de la pesanteur et de la tension artérielle, dans ces mêmes attitudes, les autres cavités du cœur sont soumises à une distension et à un effort de plus en plus marqués par suite de l'afflux plus considérable du sang veineux ; et comme cette augmentation de l'effort est parallèle des deux côtés, on peut dire que le cœur soumis à une tension *sanguine* de plus en plus élevée se ralentit davantage.

Ainsi la loi de Marey n'est pas complète, la tension artérielle n'est pas seule en jeu. Bien plus cette loi n'est pas l'expression entière de la vérité.

Comme Fr. Franck l'a montré en 1877, le ralentissement du pouls tient à la fois à l'action de l'accroissement de tension : 1° sur le muscle cœur ; 2° sur l'appareil nerveux intra-cardiaque ; 3° sur les origines cérébrales et bulbaires du nerf pneumogastrique, nerf modérateur du cœur.

Ces conclusions nous semblent répondre à la réalité. Elles n'ont pas l'exclusivisme de la loi de Marey, ni celui des affirmations de Schiff, Cyon, Couty, Ludwig, etc.; car pour ces auteurs, seul le pneumogastrique irrité peut ralentir le cœur.

Notre but n'est pas de discuter ces opinions contradictoires, mais d'accepter la théorie la plus probable et qui renferme les conditions d'explication des troubles apportés à la loi de Marey sur le ralentissement du pouls par les attitudes chez l'homme sain et chez les cardiaques.

A ces points de vue, les conclusions de Fr. Franck basées sur des expériences très bien conduites vers le but proposé nous serviront seules.

Nous ferons aussi appel au principe de physiologie suivant : dans le fonctionnement du cœur, la prédominance d'action est au nerf modérateur; mais quand celui-ci est épuisé, ce sont les nerfs accélérateurs intra et extra-cardiaques qui prennent le dessus.

C'est avec ces divers principes de physiologie que nous pouvons essayer d'expliquer les modifications de fréquence du pouls à l'état de santé et de maladie du cœur suivant les diverses attitudes.

De tous les travaux faits sur les positions chez

l'homme sain le plus remarquable est celui de Guy; aussi nous baserons-nous exclusivement sur les recherches de cet auteur (1).

Sur 100 individus âgés en moyenne de 27 ans, parfaitement reposés, ayant cessé leur digestion, Guy a trouvé comme moyenne :

Debout, 78,9 pulsations à la minute, — assis, 70,05, — couché, 66,6.

Les différences moyennes sont donc :

8,85 entre debout et assis ;

3,43 entre assis et couché ;

12,28 entre debout et couché.

Les extrèmes de ces différences ont pu être :

De 26 à 0 entre debout et assis ;

De 18 à 0 entre assis et couché ;

De 44 à 0 entre debout et couché.

On voit donc que le pouls se ralentit graduellement de la position debout à la position couchée.

Mais sur les 100 individus il y en eût qui ne présentèrent aucun changement :

5 entre debout et assis ;

19 entre assis et couché ;

2 entre debout et couché ;

En outre, il y en eut qui présentèrent une accélération au lieu d'un ralentissement ;

3 entre debout et assis ;

11 entre assis et couché ;

5 entre debout et couché ;

La loi des attitudes fut donc infirmée dans 34 0/0 des cas, soit 1/3.

Nous voulons admettre que les 100 individus portés sains par Guy ne l'étaient pas tous, au moins quant à leur appareil circulatoire. Cependant nous ne pouvons pas

(1) Nous n'avons considéré dans travail de Guy que ce qui a trait à l'homme adulte.

admettre non plus que 1/3 du contingent examiné était cardiaque ; cela n'est pas probable. Nous pensons donc, en nous rapportant aux résultats des auteurs, que le chiffre des exceptions de Guy est trop élevé. Ceci dit, on ne peut pas nier néanmoins qu'il existe des exceptions, et leur étude est des plus suggestives surtout au point de vue de l'attitude relevée et des maladies du cœur.

En effet, quand il n'y a pas de modification du pouls ou au contraire que celui-ci se précipite au lieu de se ralentir, on remarque que le nombre des cas exceptionnels est bien plus élevé entre la position assise et couchée qu'entre la position debout et assise. On ne peut s'empêcher alors de penser que s'il doit exister des exceptions à la loi des attitudes, rien n'est plus naturel qu'il en soit ainsi ; car justement quand le pouls se ralentit, la différence du ralentissement est moindre et de moitié entre la position assise et couchée qu'entre la position debout et assise :

Cas où le pouls ne se modifie pas, ou s'accélère de la position debout à l'assise 8

Différence du pouls entre les positions debout et assise.. . 8,85

Cas où le pouls ne se modifie pas ou s'accélère de la position assise à la couchée................. 30

Différence du pouls entre les positions assise et couchée.. 3,43

Ce qui montre que le nombre des exceptions, entre deux attitudes croît lorsque la différence du pouls dans ces deux attitudes diminue, ou bien lorsqu'on emploie une attitude de plus en plus éloignée de la station sur les pieds. De sorte qu'on ne sera pas étonné si dans la position relevée les exceptions à la loi des attitudes sont plus fréquentes, par la raison bien simple, qu'entre l'attitude couchée et la relevée la différence du pouls doit être moins grande qu'entre la position assise et la couchée. Cela n'est vrai que si l'on s'adresse à des adultes vigoureux. Mais si, comme nous l'avons fait, on examine des cardiaques gens affaiblis, des enfants ou des hospitalisés, la différence de pouls entre les diverses attitudes croît et dépasse les moyennes de Guy, et par suite, les exceptions à la loi des attitudes sont relativement moins fréquentes. Ainsi, voici les résultats chez une série de dix individus d'âge différents, convalescents de diverses maladies.

		couché	relevé
S. garçon, 11 ans, coqueluche		91	78
L. id. 13 ans, f. typhoïde		82	76
D. id. 12 ans, broncho-pneumonie		71	68
S. id. 10 ans, id.		62	56
M. id. 13 ans, id.		56	52
P. id. 6 ans, albuminurie-anémie		108	92
L. homme 51 ans, hématurie		56	52
S. id. 33 ans, douleurs rhumatoïdes		62	58
S. id. 63 ans, constipation		52	46
M. id. 23 ans, chancre syphilitique		63	48

On voit que la différence moyenne est encore notable dans un état très voisin de la santé, puisqu'elle est de plus de 6 pulsations en moins à la minute. Il est même singulier qu'il ne se soit manifesté aucune exception, quoique nos cas aient été pris au hasard. De plus, comme nous l'avons vu à propos des modifications du pouls par les attitudes chez les cardiaques, il est fréquent d'observer chez ceux-ci du ralentissement parfois très marqué.

TRACÉS SPHYGMOGRAPHIQUES.

CŒUR SAIN.

Debout.

Demi-couché.

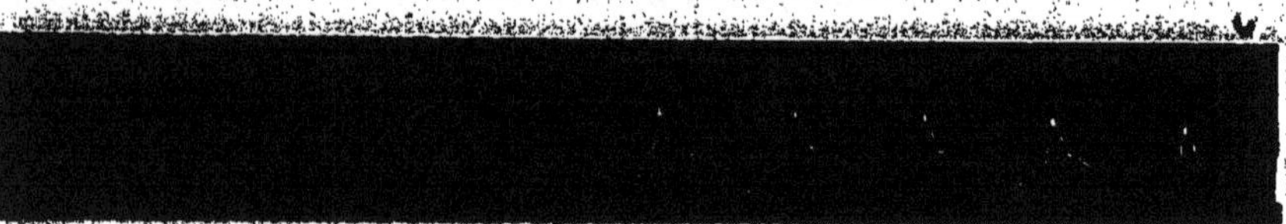

Relevé entièrement.

RÉTRÉCISSEMENT MITRAL.

Debout.

Demi-couché.

Relevé entièrement.

Ainsi il n'y a pas de doute possible, *l'attitude relevée ralentit le pouls encore plus que le décubitus dorsal*, et pour les mêmes raisons que celui-ci. En effet, la tension sanguine étant plus élevée, comme nos recherches manométriques l'ont prouvé, le cœur et son appareil nerveux extérieur et intérieur réagissent encore plus.

Mais pourquoi y a-t-il des exceptions à la règle des attitudes, d'autant plus que l'on se rapproche d'une attitude où la tension sanguine est plus forte? Pourquoi en moyenne les différences de pouls entre deux positions consécutives sont-elles plus petites à mesure qu'on se rapproche de l'attitude relevée où la tension est maximum? Pourquoi, chose plus curieuse, un pouls de plus en plus ralenti jusqu'à une attitude telle que le décubitus dorsal, s'accélère quand on arrive à une attitude plus ralentissante, d'ordinaire? Pourquoi enfin, chez ces cardiaques, un pouls régulier dans une attitude à faible tension, devient-il de plus en plus irrégulier quand on passe à des attitudes à tensions plus fortes? Ce sont là autant de questions que nous ne pouvons résoudre que par théorie.

Il semble, sans que nous puissions nous prononcer absolument, que la fréquence du pouls chez un même individu est en raison inverse des pressions sanguines dans chaque attitude, c'est-à-dire que plus la pression augmente moins le pouls est fréquent. Mais la décroissance du pouls ne paraît pas proportionnelle à l'augmentation de pression. Voilà un premier fait acquis.

On pourrait donc prévoir une tension limite des variations du pouls. Au delà d'un minimum de fréquence du pouls, des tensions de plus en plus fortes n'auraient plus d'action. Mais justement, quand on a dépassé ce minimum de fréquence, ne pourrait-il pas arriver qu'un excès de tension rende le pouls plus rapide? Cela est, en effet.

Quel mécanisme lui attribuer? Nous croyons que ceci dépend du jeu de balance entre l'action modératrice du nerf pneumogastrique et de celle des nerfs accélérateurs. Quand le nerf modérateur excité par l'excès de tension, finit par se fatiguer, les nerfs accélérateurs du cœur reprennent le dessus et le cœur s'accélère. Ce n'est là pour nous qu'une simple explication hypothétique. Elle a l'avantage de rendre bien compte de ce qui arrive chez les cardiaques, dont le cœur malade surmène à la fois ses fibres musculaires et son nerf modérateur. Chez eux, en effet, on observera plus souvent que chez des gens sains ce fait bizarre d'un ralentissement jusqu'à une certaine attitude, puis une précipitation dans l'attitude qui devrait amener un ralentissement.

Quant à l'irrégularité croissante du pouls dans les attitudes de plus en plus éloignées de la verticale ou à son apparition même, nous ne pouvons en accuser que l'augmentation du flux rétrograde du sang dans les cavités du cœur allant à la rencontre du flux direct et augmentant par là le nombre des petites systoles ou des systoles avortées. Peut-être aussi le système nerveux régulateur du cœur est-il plus troublé.

CONCLUSIONS

———

Les attitudes du corps ont une influence sur l'intensité
des bruits normaux et pathologiques du cœur et sur la
fréquence du pouls.

———

Cette influence est due pour l'intensité des bruits
normaux aux effets des variations de tension sanguine
sur les diverses cavités du cœur et sur leurs valvules
saines; pour la fréquence du pouls aux effets de ces variations de tension sur le muscle cœur lui-même, sur son
système nerveux intrinsèque et sur son système nerveux
extrinsèque (nerf pneumogastrique ou modérateur et nerfs
accélérateurs). Plus la tension est élevée, plus les bruits
normaux du cœur sont forts et plus le pouls se ralentit en
général, car il est des exceptions même chez les gens sains
pour le ralentissement du pouls.

———

Les attitudes *pratiques* peuvent se classer par ordre
d'action croissante sur la tension sanguine, l'intensité des
buits normaux du cœur et la fréquence du pouls en position debout, assise, couchée et horizontale.

Il existe une autre attitude *pratique* nouvelle appelée
relevée, qui augmente la tension, l'intensité des bruits et
la lenteur du pouls plus que les précédentes.

———

Il n'y a pas de rapport direct entre la fréquence du
pouls et l'intensité des bruits. Celle-ci augmente même

quand le pouls ne se ralentit pas ou s'accélère dans une attitude qui d'ordinaire le ralentit.

Dans les lésions valvulaires du cœur en général, et dans les troubles fonctionnels de cet organe, les bruits anormaux, souffles et dédoublements, bruit de galop claquement ventriculaire, s'accroissent en intensité quand on passe de la position debout à l'assise, de celle-ci à la position couchée ou au décubitus horizontal, et enfin de celui-ci à l'attitude relevée où les bruits ont leur maximum d'intensité.

Des bruits anormaux très faibles ou nuls dans une position apparaissent d'autant plus nettement qu'on s'éloigne de la position verticale sur les pieds.

Des bruits anormaux, forts ou trop forts dans une position, s'atténuent d'autant plus qu'on se rapproche de la position verticale sur les pieds, exception faite du souffle de rétrécissement aortique très léger et de l'aortite.

Ces modifications des bruits suivant leur intensité, par les attitudes indiquent l'emploi de celles-ci : 1° Quand on veut entendre ou mieux entendre un bruit pathologique, il faut se rapprocher de la position relevée. 2° Quand un bruit est trop fort, trop propagé, il faut au contraire s'en éloigner.

Les bruits péricardiques sont au maximum d'intensité en position debout ou assise et penchée en avant, au minimum en position couchée ; ils augmentent de nouveau d'intensité en position relevée.

Les bruits extra-cardiaques suivent la règle des bruits valvulaires anormaux ; ils s'accentuent au fur et à mesure qu'on s'éloigne de la position verticale sur les pieds.

Dans les myocardites chroniques, l'intensité des bruits du cœur est à peine modifiée par les changements d'attitude. Les bruits sont plus distincts en position relevée mais restent toujours sourds.

Dans les maladies du cœur proprement dites, il faut distinguer pour ce qui a trait à la fréquence du pouls les lésions valvulaires compensées, les non compensées, et l'état scléreux du système circulatoire avec ou sans hypertrophie cardiaque.

1° Dans les lésions valvulaires compensées, le pouls se ralentit en général à mesure qu'on passe de la station debout à l'attitude relevée. Il reste régulier.

2° Dans les lésions scléreuses et dans l'hypertrophie, le pouls ne se modifie pas sous l'influence des attitudes, ou au contraire subit une accélération dans la position où il aurait dû se ralentir.

3° Dans les lésions valvulaires non compensées, le pouls généralement est d'autant plus vite et irrégulier qu'on se rapproche de la position relevée, c'est-à-dire qu'il est inverse à la loi des attitudes sur la fréquence du pouls.

Dans ces lésions, et dans tous les cas d'insuffisance du cœur, plus le pouls bat vite dans une position où il aurait dû se ralentir, plus la compensation est troublée.

On ne peut tirer de l'augmentation en sens inverse de la fréquence du pouls qu'une présomption en faveur du pronostic d'asystolie ou de rupture prochaine de compensation.

Ce pronostic est d'autant plus probable que le pouls se sera accéléré, qu'il sera devenu irrégulier et que la respiration se trouvera gênée, dyspnéique.

On fera le pronostic de retour à la compensation par l'atténuation ou la disparition de ces troubles.

Par suite du ralentissement du pouls et du renforcement de l'intensité des bruits pathologiques, ceux-ci sont plus nets, plus distincts les uns des autres ; les rythmes des lésions sont mieux scandés, plus caractéristiques ; ainsi, pour le rétrécissement mitral et les divers bruits de galop.

***

Ces différentes modifications imprimées par les attitudes aux bruits normaux et anormaux intra et extra-cardiaques, et à la fréquence du pouls, peuvent donner lieu à une *méthode d'examen* du cœur et de l'appareil circulatoire par les variations d'attitude du corps.

Cette méthode sera en même temps une *méthode de diagnostic et de pronostic*, puisque les diverses attitudes appliquées à propos permettent : 1º de mieux saisir le foyer d'un bruit anormal et son temps dans la révolution cardiaque ; 2º de faire l'épreuve certaine des valvules du cœur ; 3º de différencier un bruit extra-cardiaque d'un bruit intra-cardiaque, par le moment de son apparition ou par son atténuation dans une attitude où il aurait dû augmenter ; 4º de se prononcer sur l'état de la fibre cardiaque, de la compensation cardio-vasculaire et de la circulation pulmonaire, dont l'attitude relevée fait l'épreuve.

C'est en même temps une méthode *propédeutique*, car grâce aux variations d'intensité que les attitudes produisent, on peut apprendre à reconnaître dans un bruit atténué par une position proche de la station debout, un bruit fort et bien perçu dans l'attitude couchée et relevée.

La méthode des attitudes, combinée avec l'auscultation en respiration forte ou faible recommandée par Waldenburg, avec l'agitation du malade, avec l'usage des stéthoscopes ordinaires et renforçateurs de Constantin Paul, doit rendre à la clinique des services d'autant plus grands que son emploi sera généralisé.

***

BIBLIOGRAPHIE

Traités généraux

Hope. — Traité des maladies du cœur, 1831.
Rouanet — Thèse de Paris, 1833.
Stokes. — Traité des maladies du cœur. Trad. Sénac, 1854.
Friedreich. — Maladies du cœur dans Wirchow's Handbuch der speciellen Pathologie und Therapie, 1861 et 1876.
Rosenstein. — Krankheiten des Herzens dans Ziemssen's Handbuch der speciellen Pathologie und Therapie, 1876.
Gerhard. — Lehrubch der Auscultation und Percussion.
Walshe. — A treatiso of diseases of the Heart, 1872.
Dictionnaire encyclopédique. — Art. cœur, circulation, auscultation.
Beaunis. — Traité de physiologie, 1888.
Spehl. — Précis d'exploration et de diagnostic, 1888.

Attitudes

Elliotson. — Guy's Hospital reports, 1828 et suiv.
Büchner. — Ueber das Verschwinden der Herzgeräusche und der Entstehung des ersten Herztones, Deutsch Klinik, 1855.
Schmidt. — Canstatt's Jahrbuch, 1855.
Smith. — On the rate of pulsation and respiration in phthisis. British and foreign Med. and chirurg. Review, 1856.
Sydney Ringer. — On the influence of change of posture on the characters of endocardial murmurs. Edimburg Med. Journal, 1861.
Hutchinson. — On the diagnosis of anœmic murmurs. American journ. of med. sciences, 1872.
Gowers. — On the influence of posture on presystolic cardiac murmurs. Practitioner, 1873.
Lépine. — Procédé propre à augmenter l'amplitude du pouls dans l'asystolie. Société de Biologie, 1873.

Willa. — Untersuchungen über die Einwirkung der chloroforms auf die Blutcirculation. Deutsch. Zeitsch., f. Chirurg., 1874.

Fr. Franck. — Volumes du cœur. Travaux du laboratoire de Marey, 1877.

Mesbourian. — Diagnostic des bruits de souffles extra-cardiaques. Th. Paris, 1874.

Cuffer. — Des causes qui peuvent modifier les bruits intra et extra cardiaques. Progrès médical, 1877.

Waldenburg. — Charité Annalen, 1877.

Baulisson. — Pathogénie et diagnostic des bruits extra-cardiaques. Th. Paris, 79.

J. Lister. — An address on the influence of position upon local circulation. Brit. med. Journ., 1879.

Potain. — Bruits extra-cardiaques. Semaine médicale, 1881 et 1885.

Spender. — A study of medical posture. Bristol medico-chirurgical journ., 1882.

Richardson. — On pulse and cardiac sounds with the body inverted. Asclepiad, 1886.

Klemmensiewics. — Ueber den Einfluss der Körperstellung auf das Verhalten des Blutstroms, und der Gefässe. Sitzung bericht der Math. naturwissenchaftl. Cl. des kais. Akad. des Wissenschaften. Wien., 1888.

Bloch. — Expériences de sphygmométrie. Société de Biologie, 1889.

O'Donnel. — The use of the bandage in mitral insufficiency. N. Y. Med. Journ , 1889.

Zeehuissen. — Influence de la position du corps sur la situation du cœur et l'intensité des bruits anormaux. Nederland. Tidjschrift von geneeskunde, 1889.

Gerhard. — L'insuffisance des valvules pulmonaires. 11° Congrès de Médecine interne de Leipzig, 1893.

FRÉQUENCE DU POULS

Bryan Robinson. — A treatise of animal economy, 1731.

De Haen. — De ratio medendi, 1758.

Falconer. — Observation respecting the pulse, 1790.

Blackley. — Dublin journ. of med. and chirurg. sciences, 1831.

Knox. — Edinburg med. and. surgical journal, 1835.

Mac Donnell. — Transactions of the Brit. Associat. for the advanc. of sciences. Dublin meeting, 1835.

Graham. — On the effects of posture on the pulse. London, Medical Gazette, 1837.

Graces. — Guy's hospital reports, 1838.

Guy. — Guy's hospital Reports, 1838 et Todd's cyclopædia, art. pulse.

Harden. — Pulse and respiration. American journal, 1843.

Pennock. — On the frequency of the pulse and respiration of the aged. Americ. Journ., 1847.

Dutcher. — Medical and surgical reporter, 1860.

Onimus et Viry. — Journal d'anatomie et de physiologie, 1866.

Lorain. — Le pouls et ses variations dans les maladies, 1870.

Landois — Die Lehre von Arterienpuls, 1872.

Garrod. — Loi de fréquence du pouls. Journal of anatomy and physiology, 1874.

Zybulski. — St-Petersburg. med. Wochenschrift, 1878.

Handfield Jones. — A plea for the employment of the dynamic test more frequently in examination of the heart. Lancet, 1878.

Schapiro. — Influence de la compréssion des artères crurales sur l'énergie du cœur. Vratch, 1881.

Marey. — Physiologie de la circulation, 1881.

Wertheimer. — Article Pouls, Diction. encyclopédique.

Bleuler und Lehman. — Ueber einige wenig beobachtete wichtige Einflüsse auf der Pulszahl des gesunden Menschen. Archiv. f. hygiene, 1885.

Meuli. — Die veränderungen von Puls und Temperatur bei elevirten Gliedern. Deutsche Zeitschrift f. Chirurgie, 1883.

L. Spengler. — Die Veränderungen des Radialpulses wärhrend und nach Aeuderungen der Körperstellung. Deutsch. med. Wochenschrift, 1887.

De Renzi. — Bolletino delle cliniche. Milano, 1887.

Luzzato. — Modificazione del polso a seconda le diverse posizione, specialmente nel malato del cuore, Rivista veneta de scienze mediche. Venezia, 1890.

TENSION SANGUINE; TRAVAIL, VOLUME DU CŒUR.

Marey. — Travaux du laboratoire, 1875-79. — Annales des sciences naturelles, 1859. — C. R. acad. des sciences, 1873. Id., 1880.

François Franck. — Travaux du laboratoire Marey, 1877.

Broecke et Hopwood. — Journ. of anat. and physiol, 1877.

Dastre et Moral. — Recherches sur le rythme cardiaque. Soc. de biologie, 1877.

Paschütin. — Die Bewegung der Flüssigkeiten in Röhren die ihre Lage ändern. Der Blutdruck in der grossen Arterien und Venen bei verschiedener Lage des Thieres. — Centralbl. f. die medicin. Wissenschaften, 1879.

Roy. — On the influence wich modify the work of the Heart. Jour. of physiol., 1879.

Friedmann. — Ueber die Aenderungen, Welche der Blutdruck des Menschen in verschiedenen Korperlagen erfahrt. Medizin. Jahrbuch. Wien, 1882.

Bond — On the influence of the position of the body on the position of the Heart and on intracardial pressure, Brit. med. Journ., 1885.

Dobrokoustky. — Ueber den Einfluss des rythmus der Herzcontractionen. Centralbl. f. die. mediz. Wissenschaft, 1881.

Blumberg. — Ueber den Einfluss der Schwere auf Kreislauf und Athmung. Archiv fur die gesamante Physiologie, 1885.

Wagner. — Fortgesitze Untersuchungen über den Einfluss der Schwere auf den Kreislauf, id., 1886.

Stolnikow. — Archiv. f. Anatomie und Physiologie, 1886.

Basch. — Pression sanguine dans les maladies du cœur. Vienne, 1886.

Cazes. — Id., thèse de Paris, 1889.

Cadarelli. — Congrès de médecine interne à Rome, 1888.

INNERVATION DU CŒUR

Fr. Franck. — Loco citato.

Wertheimer. — Le pouls, Diction. encyclopédique.

Beaunis. — Traité de physiologie.

Viault et Jolyet. — Id.

Ozanam. — Le pouls, 1886.

TABLE DES MATIÈRES

Le Mans. — Assoc. ouvr. de l'Imp. Drouin, 5, rue du Porc-Épic.

www.ingramcontent.com/pod-product-compliance
Ingram Content Group UK Ltd.
Pitfield, Milton Keynes, MK11 3LW, UK
UKHW021228140726

13695UKWH00002B/829

9 782016 114841